Kindernotfall-ABC

T0383792

Thomas Nicolai
Florian Hoffmann

Kindernotfall-ABC

Kompendium für Notärzte und Kindernotärzte

3. Auflage

Mit 60 Abbildungen

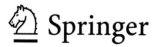 Springer

Thomas Nicolai
Universitätsklinikum München, München, Germany

Florian Hoffmann
Universitätsklinikum München, München, Germany

ISBN 978-3-662-49796-8   ISBN 978-3-662-49797-5 (eBook)
https://doi.org/10.1007/978-3-662-49797-5

Die Deutsche Nationalbibliothek verzeichnet diese Publikation in der Deutschen Nationalbibliografie; detaillierte bibliografische Daten sind im Internet über http://dnb.d-nb.de abrufbar.

Springer
© Springer-Verlag GmbH Deutschland, ein Teil von Springer Nature 2011, 2014, 2019

Umschlaggestaltung: deblik Berlin
Fotonachweis Umschlag: © Julius Hoffmann, München

Gedruckt auf säurefreiem und chlorfrei gebleichtem Papier

Springer ist ein Imprint der eingetragenen Gesellschaft Springer-Verlag GmbH, DE und ist Teil von Springer Nature
Die Anschrift der Gesellschaft ist: Heidelberger Platz 3, 14197 Berlin, Germany

Vorwort zur 3. Auflage

Notfälle bei Kindern machen nur einen kleinen
Prozentsatz der typischen Notarzteinsätze aus. Unter-
suchungen über die Verbesserung der Prozessqualität
dieser Einsätze kommen übereinstimmend zu dem
Schluss, dass die Einsatzfrequenz für den typischen
Notarzt oder Rettungsassistenten/Notfallsanitäter zu
gering ist, um eine ausreichende Erfahrung für Kindernotfälle zu erlangen oder aufrechtzuerhalten.
Diese mangelnde Routine zusammen mit dem zum
Teil völlig anderen Erkrankungsspektrum im Vergleich
zu Erwachsenen, der Mitbehandlung der Eltern und
der häufig notwendigen gewichtsadaptierten Medi-
kamentendosierung machen Kindernotfälle für den
Großteil der Notärzte und Mitarbeiter des Rettungsdienstes zu emotional belasteten und gefürchteten Ein-
sätzen.

Daher wird gefordert, dass eine spezifische Weiterquali-
fizierung durch entsprechende Kurse bzw. Lehrmaterial
initial und zur Erhaltung der Kompetenz für Kindernotfälle zwingend erforderlich ist.

München ist mit fast 1,5 Millionen Einwohnern auf einer sehr umgrenzten Fläche eine der kompaktesten
Großstädte der Welt. Dies hat es erlaubt, einen Kindernotarztdienst rund um die Uhr zu gewährleisten, wel-
cher mittlerweile seit über 25 Jahren etabliert ist. Es hat
sich gezeigt, dass hierbei immer wieder wichtige Thera-
pieverbesserungen für einzelne Patienten möglich sind.
Nachdem dieses System nicht flächendeckend nachge-
bildet werden kann, muss es unser Ziel sein, trotzdem

die Qualität der Versorgung durch Schulung und Weiterbildung überall zu verbessern.

Hierzu haben wir aus der täglichen Praxis des Kindernotarztdienstes München und unserer Kinderintensivstation heraus Handlungsanleitungen sowohl für die häufigsten als auch für zwar seltene, aber besonders gefährliche oder sich von der Erwachsenenmedizin unterscheidende Notfalleinsätze zusammengetragen. Besonderer Wert wurde auf die strikte Konzentration auf die präklinische Versorgung gelegt, es wurde bewusst auf eine Diskussion der Literatur etc. verzichtet. In den Abschnitten »Tipps und Tricks« werden die nach unserer Erfahrung wichtigsten Fehlermöglichkeiten, Differenzialdiagnosen und Handlungsalternativen bei Problemen dargestellt.

Diese Handlungsanleitungen eignen sich auch für die präklinische Erstversorgung von Kindernotfällen in der Kinder- oder Allgemeinarztpraxis.

Im Medikamententeil und in den Notfalltabellen werden fertig ausgerechnete Dosierungstabellen in mg und ml für die verschiedenen Gewichtsklassen zur Verfügung gestellt. Nach unserer Erfahrung lassen sich hierdurch relevante Dosierungsfehler weitgehend minieren. Praktische Hilfestellungen für die (für den Erwachsenen-Notarzt doch oft ungewohnten) pädiatrischen Größenverhältnisse und Problemsituationen bilden den Kern der einzelnen Kapitel.

Unsere Hoffnung ist es, durch dieses Buch das Leben des gestressten Notarztes oder Erstversorgers beim Kindereinsatz zu erleichtern und die Qualität der Versorgung zu verbessern. Mit Hilfe an der Praxis ausgerichteter

Kurse für Kindernotfälle, z. B. nach den Leitlinien der DIVI oder pädiatrische Simulationstranings, sowie der Benutzung von Hilfsmitteln wie dem hier vorgestellten Büchlein sollte die Erstversorgung von Kindernotfällen für jeden Notarzt einfacher und sicherer werden.

Thomas Nicolai
Florian Hoffmann
München, März 2018

Danksagung

Für die kritische Durchsicht von Teilen des Manuskripts danken wir Ute Nicolai, Karl Reiter, Carola Schön, Alenka Pecar, Tina Heinrich, Markus Lehner, Hans-Georg Dietz, Sebastian Zimatschek und Barbara Zimatschek.

Bei der Erstellung von Abbildungen war Bert Woodward besonders behilflich, wofür wir uns herzlich bedanken möchten.

Im Kapitel Atemwegmanagement möchten wir Herrn Anton Pleinert unseren besonderen Dank aussprechen für die Hilfe bei der Erstellung des Teils zu den in der Notfallmedizin verbreiteten Beatmungsgeräten.

Besonders bedanken möchten wir uns außerdem bei Oliver Heinzel, Ellen Heimberg und Walter Eppich der Arbeitsgruppe PAEDSIM für die Hilfe bei der Erstellung der Algorithmen bei kardialen Notfällen, Schock und Reanimation im Kindesalter.

Thomas Nicolai
Florian Hoffmann

Inhaltsverzeichnis

Die Autoren

Professor Dr. Thomas Nicolai

Professor Dr. Thomas Nicolai hat sein Medizinstudium an der LMU München mit Forschungszeit an der Cleveland Clinic absolviert. Seine Facharztausbildung und Weiterbildung in pädiatrischer Intensivmedizin erhielt er am Dr. v. Haunerschen Kinderspital München der LMU und am Royal Childrens Hospital in Melbourne, mit Aufenthalten am Hospital for Sick Children in Toronto und am Princess Margaret Hospital in Perth. Er ist langjähriger Fachberater der Landesärztekammer Bayern für die Weiterbildung in pädiatrischer Intensivmedizin. Er ist Leiter der Kinder-Intensivstation und leitender Oberarzt der Kinderklinik der Universität München. Sein besonderes Engagement galt über viele Jahre dem Aufbau des Kindernotarztdienstes der Stadt München, dessen derzeitiger ärztlicher Leiter er ist.

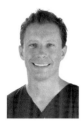

Priv.-Doz. Dr. Florian Hoffmann
Priv.-Doz. Dr. Florian Hoffmann absolvierte sein Medizinstudium an der LMU München. Nach seiner pädiatrischen Facharztausbildung mit Schwerpunkt »pädiatrische Intensivmedizin« am Dr. v. Haunerschen Kinderspital ist er als Oberarzt auf der interdisziplinären
Kinderintensivstation tätig.
Sein Engagement gilt der Kindernotfall-Ausbildung,
in deren Rahmen er regelmäßig für die Landesärztekammer Bayern Kindernotfall-Kurse der DIVI gibt und
als EPALS-Kursdirektor für den GRC tätig ist. Er ist DIVI-
Präsidiumsmitglied, Sprecher der Sektion »Pädiatrische
Intensiv- und Notfallmedizin« der DIVI und als Sprecher
der Arbeitsgruppe »Paediatric Life Support« im Vorstand
des »German Resuscitation Councils« (GRC).
Im Rahmen des Kooperationsprojekts PAEDSIM-Team-
training für Kindernotfälle ist er als Simulations-
Instruktor tätig und leitet das PAEDSIM-Zentrum in
München. Seit vielen Jahren ist er als Kliniksprecher und
aktiver Notarzt im Kindernotarztdienst der Stadt München tätig.

Anatomische und physiologische Besonderheiten

© Springer-Verlag GmbH Deutschland 2019
T. Nicolai, F. Hoffmann, *Kindernotfall-ABC*
https://doi.org/10.1007/978-3-662-49797-5_1

Physiologische Besonderheiten und Unterschiede zwischen Kindern und Erwachsenen, die für die Erstversorgung durch den Notarzt präklinisch von Bedeutung sind:

- **A. Kurze Apnoetoleranz**
- **■■ Ursache**

Besonders bei vermindertem Muskeltonus oder zentral nervöser Depression (z. B. durch Sedativa, Schmerzmittel, Narkosemittel) sinkt die funktionelle Residualkapazität bei Säuglingen soweit ab, dass bei parallel höherem Sauerstoffbedarf bereits nach 50 sec der darin enthaltene Sauerstoff selbst nach Präoxygenierung verbraucht ist. Dadurch steht z. B. bei der Intubation oder bei Beatmungsbeginn nur sehr wenig Zeit zur Verfügung. Dies bedeutet, dass respiratorische Maßnahmen, wie eine Intubation, zügig erfolgen müssen oder bei Erfolglosigkeit rasch genug abgebrochen und von erneuter Maskenbeatmung gefolgt sein müssen.

❯ Oxygenierung ist wichtiger als Intubation!

■ **B. Kleinheit der Verhältnisse**

Diese spielt insbesondere bei den Atemwegen eine große Rolle, da bei den häufigen respiratorischen Virusinfektionen durch Schleimhautschwellung oft relevante Atemwegsobstruktionen auftreten. Die meisten lebensbedrohlichen Zustände bei Kindern sind durch obstruktive respiratorische Probleme ausgelöst.

■ **C. Besonderheiten in der Atemantriebssteuerung**

Apnoe als Antwort auf Hypoxie oder CO_2-Anstieg, fehlendes Arousal bei Atemwegsverlegung können z. B. zum plötzlichen Kindstod beitragen.

■ **→ Konsequenz aus A, B, C**

▬ Bei schwierigen klinischen Verhältnissen zunächst Stabilisierung der respiratorischen Situation
▬ Die Sicherung der Oxygenierung hat höchste Priorität. Besser effektiv mit der Maske beatmen, als eine Intubation erzwingen.
▬ Beibehaltung des Reanimationsbeginnes mit fünf effektiven Atemzügen im Gegensatz zum Vorgehen beim Erwachsenen (ERC-Leitlinien 2015).

■ **D. Schwierige Untersuchung, fehlende Kooperation**

Gerade beeinträchtigte Kleinkinder und Säuglinge lassen sich oft nur sehr schwer klinisch untersuchen, da sie sich wehren oder bei Berührung durch fremde Personen schreien und damit z. B. eine Auskultation, ein effizientes Messen des Blutdrucks oder das Anlegen eines Pulsoxymeters unmöglich machen.

■ **E. Viele diagnostische Maßnahmen sind nicht durchführbar**

(Blutdruckmessung ohne geeignetes Spezialgerät bei kleinen Kindern, passende Manschettengröße) **oder zu invasiv** und verschlechtern bei ihrer Implementation den Zustand z. B. eines dyspnoischen Kindes durch Aufregung (z. B. »Verkabelung«, arterielle Blutdruckmessung).

- ■ → **Konsequenz aus D, E:**
- ▬ Genaue klinische Beobachtung,
- ▬ nichtinvasive Messmethoden,
- ▬ klinische Erfahrung.

- ■ **F. Lange aufrechterhaltene Kompensation (Kreislauf, Respiration), dann abrupte Dekompensation**
- ■■ **Beispiele**
- ▬ Dehydriertes Kind bei Enteritis → RR normal, aber mental reduziert, apathisch → rasch Schockentwicklung
- ▬ Bronchiolitis lange mit maximaler Tachydyspnoe kompensiert, S_pO_2, pCO_2 normal → Apnoen und Bradykardie → kaum noch reversible Dekompensation

- ■ → **Konsequenz aus F**
- ▬ Klinische Beobachtungen sind oft hilfreicher als physiologische Messwerte.
- ▬ Ein altersentsprechender normaler Blutdruck schließt das Vorliegen einer Schocksituation nicht aus.
- ▬ Kapilläre Füllungszeit (Rekap-Zeit) an Stirn oder Sternum besser als RR (spezifisch und sehr früh für Schockerkennung)
- ▬ Apnoe als Warnsignal für drohende respiratorische Erschöpfung (Frage: Atemhilfe?)
- ▬ Normalisierung einer Tachypnoe bei Atemnot, ohne dass spezifische therapeutische Maßnahmen durchgeführt wurden, als Warnsignal für drohende respiratorische Dekompensation

- G. Krankheitsspektrum im Notarzteinsatz
- ■ Hitliste Erwachsene
- Kardiozirkulatorische Probleme: Herzinfarkt, Rhythmusstörung, Lungenembolie → im Kindesalter praktisch unbekannt

- ■ Hitliste Kinder
- Obstruktive respiratorische Erkrankungen (viraler Krupp, Bronchiolitis, obstruktive Bronchitis, Asthmaanfall)
- Neurologische Probleme (Infektkrampf)
- Infektionen (Meningokokkensepsis, Enteritis)

- → Konsequenz aus G

Kenntnis der kinderspezifischen Erkrankungsspektren/ Symptome/Therapien ist Voraussetzung für erfolgreiches Handeln.

- H. Trauma, Intoxikationen
- **Verbrennung**: beim Kind Verbrühung viel häufiger als Verbrennung
- **Verletzungsmuster**: Schädel-Hirn-Verletzungen (großer Kopf mit wenig muskulärer Kontrolle) häufig entscheidend
- **Unfallmechanismen** anders (oft Angefahren-werden durch Kfz), dabei weiter kranial gelegene Körperteile betroffen als beim Erwachsenen (Oberschenkel statt Unterschenkel, Aufschlagen des Schädels auf der Kühlerhaube)
- **Intoxikation** → akzidentelle Einnahme von Medikamenten und Haushaltsgiften (Erwachsene, Jugendliche: suizidale oder rekreative Drogeneinnahme); andere Gifte, andere Maßnahmen

❯ An Kindesmisshandlung denken!

- **I. Extreme Variation von Körpergröße und Gewicht**

  3 kg–60 kg → Dosierungsfehler.

- **→ Konsequenz aus I**
- Fertig ausgerechnete Dosisbereiche in mg und ml (▶ Medikamentenverzeichnis in ▶ Kap. 20).
- Verwendung von Hilfsmitteln oder Medikamenten-Apps.

- **J. Besonderheit der Anatomie**
- Stellung und Aussehen des Larynx erschweren Intubation.
- Unterhautfettgewebe und kleine Venen erschweren Anlage periphervenöser Zugänge.

- **→ Konsequenz aus J**
- Alternative Atemhilfen, wie Rachenbeatmung oder Larynxmaske.
- Früher Einsatz der intraossären Nadel.

- **K. Psychologie und Interaktion**

  Kleinkinder sind häufig nicht kooperativ, können Schmerz nicht lokalisieren und lassen aus Angst keine ungestörte körperliche Untersuchung zu. Eigenanamnese und Beruhigung durch Notarzt nicht möglich.

- **→ Konsequenz aus K**
- Fremdanamnese, beobachtende Einschätzung, Untersuchung durch die Eltern nach Anleitung.
- Indirekte Beruhigung von Kleinkindern: erklärende und beruhigende Worte über die Natur des medizinischen Problems und die möglichen/geplanten Maßnahmen gegenüber den Eltern (Ruhe überträgt sich auf Kind).

- **Weitere Besonderheiten Neugeborenen-Erstversorgung**
- Andere Physiologie, andere Probleme (Apnoe, Atempumpe zu schwach) → Reanimationsmaßnahmen wesentlich anders (Fokus auf Ventilation mit Entfaltung der Lungen) als für alle späteren Altersgruppen.

Umgang mit Eltern

© Springer-Verlag GmbH Deutschland 2019
T. Nicolai, F. Hoffmann, *Kindernotfall-ABC*
https://doi.org/10.1007/978-3-662-49797-5_2

Häufig sind bei der präklinischen Erstversorgung die Eltern des zu versorgenden Kindes anwesend. Dadurch sind eine indirekte Einflussnahme auf das Kind (Beruhigung) und die Anamneseerhebung möglich. Bei kritischen Situationen oder Reanimation können die Emotionen der Eltern die Versorgung aber auch durchaus erschweren.

Es gibt eine Diskussion, inwieweit Eltern auch bei **dramatischen Versorgungssituationen** (wie einer Reanimation) am Kind zugegen sein sollen. In der Praxis ist es häufig so, dass eine kurze Erklärung über die durchzuführenden Maßnahmen und eine fest ausgesprochene Bitte, die Maßnahmen nicht zu behindern und daher einige Schritte, z. B. an die Tür des Zimmers zurückzutreten, das richtige Vorgehen sind.

Häufig können Eltern aber auch in die klinische Erstversorgung eingebunden werden (z. B. Halten der Infusion etc.) und haben somit das Gefühl, ihrem Kind helfen zu können. Entgegen der weit verbreiteten Meinung, Eltern durch Herausschicken aus dem Raum vor den schlimmen Eindrücken zu schützen, führt die Anwesenheit von Eltern zu einer besseren Verarbeitung einer solchen Situation (man hat gesehen, dass alles für das Kind getan wurde).

> Am günstigsten ist es, wenn eine Person explizit damit beauftragt wird, sich um die Eltern zu kümmern.

Dies wird nicht immer kontinuierlich möglich sein, häufig reicht es auch, den Eltern immer wieder eine kurze Zwischeninformation zu geben.

Die Eltern sollen unbedingt (kurz) über geplante Maßnahmen etc. informiert werden.

In der Regel wird das Vorgehen des Notarztes gegenüber den Eltern korrekt sein, wenn dieser sich vorstellt, sein eigenes Kind wäre betroffen und er wäre als Elternteil involviert.

Vor Einleitung zusätzlicher Maßnahmen oder beim Abtransport müssen erklärende Worte für die Eltern gefunden werden. Es ist darauf zu achten, dass die Eltern, wenn irgendwie möglich, im Rettungswagen mitgenommen werden oder ansonsten möglichst nicht selbst mit dem eigenen Pkw dem Notarztwagen hinterherfahren und dabei womöglich sich selbst und andere gefährden.

Bei dramatischen Versorgungssituationen wie Reanimation oder Polytrauma empfiehlt es sich, die Eltern ggf. frühzeitig durch Kriseninterventionsteam betreuen lassen.

Nach der Übergabe des Patienten im Krankenhaus soll der Notarzt noch einmal ein kurzes zusammenfassendes Gespräch mit den Eltern suchen und dabei die wesentlichen Punkte des Ablaufes und mögliche prognostischen Einschätzungen darstellen.

Analgesie und Analgosedierung

© Springer-Verlag GmbH Deutschland 2019
T. Nicolai, F. Hoffmann, *Kindernotfall-ABC*
https://doi.org/10.1007/978-3-662-49797-5_3

3.1 Kernpunkte

- **Ziel**

Suffiziente Analgesie, manchmal auch parallel leichte Sedierung erwünscht, Schutzreflexe und Atemwegskontrolle sollen erhalten bleiben

- **Alarmierungsgrund**

Analgesie oder Analgosedierung bei Frakturen/Verbrühungen/sonstigen Verletzungen

- **Typische Probleme**
- Monitoring S_pO_2 obligat → bei fehlendem Kindersensor häufig schwierig
- Uhrzeit und Dosis notieren, da zu frühe Nachdosierungen häufig Ursache für Überdosierung sind
- Patienten selten nüchtern → Aspirationsgefahr
- Angst vor Nebenwirkungen der verwendeten Medikamente (z. B. Apnoe) führt häufig zur Unterdosierung und damit insuffizienten Analgesie.
- i. v.-Zugang initial häufig schwierig zu legen, da Kinder mit starken Schmerzen heftige Gegenwehr zeigen →

initiale Analgosedierung intranasal (oder rektal), dann bei ruhigem Kind i. v.-Zugang legen
— Bei Polytrauma oder großer Verbrennung/Verbrühung kann im Ausnahmefall auch ein i. o.-Zugang zur Analgosedierung gelegt werden

■ **Setting**
— Reine Analgesie bei größeren, zugänglichen Kindern (z. B. Fraktur) → Opioide (Fentanyl, Pritramid).
— Bei agitierten Säuglingen/Kleinkindern ist häufig neben Analgesie eine leichte Sedierung erwünscht (z. B. Verbrühungen) → Esketamin/Ketamin + Midazolam.

❯ Analgosedierung kann unbemerkt zu tiefer Sedierung mit Verlust der Schutzreflexe und der Atemwegskontrolle führen → Notfallausrüstung für Atemwegssicherung (Beatmungsbeutel und passende Maske), O_2 und funktionsbereiten Absauger mit großlumigem Katheter bereithalten.

3.1.1 Analgesie/Analgosedierung ohne i. v.-Zugang

■ **Intranasal**
Aktuell Standardtherapie, über Mucosal Atomization Device (MAD, ▶ Abb. 12.2), schnelle Ansprechzeit (◻ Tab. 3.1)

Tipps und Tricks zur intranasalen Medikamentenapplikation
— Optimale Medikamentenresorption mit feinster Zerstäubung des Medikaments nur durch Einsatz des Mucosal Atomization Device (MAD, Firma Teleflex Medical GmbH, Kernen) zu erreichen

- Wegen inkompletter und langsamerer Resorption zumeist höhere Dosierungen als i. v. notwendig
- Immer die höchstkonzentrierte Lösung = kleinstes Volumen des jeweiligen Medikaments benutzen (Midazolam 5 mg/ml, Ketamin 50 mg/ml, Esketamin 25 mg/ml, Fentanyl unverdünnt 50 µg/ml)
- Optimale Menge pro Nasenloch 0,2–0,3 ml, maximal 1,0 ml pro Nasenloch
- Zu applizierende Menge auf beide Nasenlöcher verteilen
- Bei größeren Mengen ggf. fraktioniert applizieren
- Nase bei Sekret ggf. vorher absaugen
- Bei Nasenbluten oder Rhinitis keine sichere Medikamentenresorption möglich
- Luer-Lock-Spritzen verwenden oder Spritze fest auf MAD setzen, da ansonsten Gefahr der Dislokation beim Spritzen
- Kopf des Kindes bei Applikation durch weitere Person vorsichtig fixieren

■ **Rektal**

Über speziellen Rektalapplikator oder abgeschnittene kurze Infusionsleitung mit Gleitmittel tief rektal, Problem: **sehr lange Ansprechzeit** und **unklare Medikamentenresorption** (deshalb hohe Dosierung notwendig), nur wenn intranasale Gabe nicht möglich (◘ Tab. 3.2)

■ **Intramuskulär**

Eigentlich **obsolet**, einzige Indikation bei schlecht erreichbarem oder eingeklemmten Patienten (◘ Tab. 3.3)

◻ Tab. 3.1 Intranasale Analgesie/Analgosedierung

	Dosierung	5 kg	10 kg	20 kg	30 kg
Fentanyl 50 µg/ml*	1,5 µg/kg intranasal	0,12 ml	0,3 ml	0,6 ml	1,2 ml
Esketamin (25 mg/ml)*,**	2,0 mg/kg intranasal	0,4 ml	0,8 ml	1,6 ml	2,4 ml
+	+	+	+	+	+
Midazolam (5 mg/ml)	0,3 mg/kg intranasal	0,3 ml	0,6 ml	1,2 ml	1,8 ml

*Dosis ggf. nach 5–10 min bei mangelndem Therapieansprechen wiederholen, ggf. zur Aufrechterhaltung der Wirkung alle 10–20 min wiederholen.
**ggf. Ketamin statt Esketamin mit doppelter Dosierung (ml-Angabe aber bei doppelter Konzentration der Substanz gleich).

◻ Tab. 3.2 Rektale Analgosedierung

	Dosierung	5 kg	10 kg	20 kg	30 kg
Esketamin (25 mg/ml)*	5 mg/kg rektal	1,0 ml	2,0 ml	4,0 ml	6,0 ml
+	+	+	+	+	+
Midazolam (5 mg/ml)	0,3 mg/kg rektal	0,3 ml	0,6 ml	1,2 ml	1,8 ml

*Gegebenenfalls Ketamin statt Esketamin mit doppelter Dosierung, ml-Angabe aber bei doppelter Konzentration der Substanz gleich, ggf. alle 10–20 min wiederholen.

◻ Tab. 3.3 Intramuskuläre Analgosedierung

	Dosierung	5 kg	10 kg	20 kg	30 kg
Esketamin (25 mg/ml)	3 mg/ kg i. m.	0,6 ml	1,2 ml	2,4 ml	3,6 ml

◻ Tab. 3.4 Intravenöse Analgosedierung

	Dosierung	5 kg	10 kg	20 kg	30 kg
Piritramid 1 mg/ml*	0,1 mg/ kg i. v.	0,5 ml	1,0 ml	2,0 ml	3,0 ml
Fentanyl 50 µg/ml	1 µg/kg i. v.	0,1 ml	0,2 ml	0,4 ml	0,6 ml
Morphin 1 mg/ml**	0,1 mg/ kg i. v.	0,5 ml	1,0 ml	2,0 ml	3,0 ml
Esketamin 5 mg/ml***	0,5 mg/ kg i. v.	0,5 ml	1,0 ml	2,0 ml	3,0 ml
+ Midazolam 1 mg/ml	0,05 mg/ kg i. v.	+ 0,25 ml	+ 0,5 ml	+ 1,0 ml	+ 1,5 ml
Fentanyl 50 µg/ml	1 µg/ kg i. v.	0,1 ml	0,2 ml	0,4 ml	0,6 ml
+ Propofol 1 % 10 mg/ml	1 mg/ kg i. v.	+ 0,5 ml	+ 1,0 ml	+ 2,0 ml	+ 3,0 ml

*Piritramid: Verdünnung 1 Amp. = 2 ml a 7,5 mg/ml+13 ml NaCl 0,9 % → Konzentration 1 mg/ml.
**Morphin: 1 ml (= 10 mg) + 9 ml NaCl 0,9 % aufziehen → Konzentration 1 mg/ml.
***Gegebenenfalls Ketamin statt Esketamin mit doppelter Dosierung, bei doppelter Konzentration aber gleiche Menge in ml, ggf. alle 10–20 min wiederholen.

3.2   Analgesie und Analgosedierung mit i. v.-Zugang

Intravenöse Analgesie/Analgosedierung (◼ Tab. 3.4)

❯ Unter Ketamin/Esketamin kann es zu Apnoen oder Laryngospasmen kommen!

Zugangswege (peripher-venös, intraossär)

© Springer-Verlag GmbH Deutschland 2019
T. Nicolai, F. Hoffmann, *Kindernotfall-ABC*
https://doi.org/10.1007/978-3-662-49797-5_4

- **Typische Probleme**
- Bei jedem reanimationspflichtigen oder kritisch kranken Kind sollte innerhalb von 60 Sekunden ein Zugang etabliert werden (ERC-Leitlinien 2015) → unrealistisch → deshalb in diesem Fall primär intraossären Zugangsweg wählen.
- Intramuskuläre Medikamentenapplikation obsolet → alternativ frühzeitig i. o.-Zugang etablieren
- Zentrale Venenkatheter schwierig zu legen, sollte erst in Klinik erfolgen → i. o.-Zugang rasch zu etablieren und von Medikamentenanflutung mit ZVK vergleichbar.
- Nach jeder Medikamentengabe beim i. o.-Zugang immer mit altersabhängig 3–10 ml NaCl 0,9% nachspülen.
- Peripher-venöser Zugang häufig schwierig zu legen, da Kinder unkooperativ, Venen schlecht sichtbar, »Speckärmchen« etc. → bei Analgesie oder Krampftherapie deshalb frühzeitig alternative Medikamentenapplikationen (intranasal, bukkal) erwägen.
- Punktion der Ellenbeugen-Venen entgegen dem Erwachsenen im Kindesalter häufig schwierig, da große

anatomische Variabilität und schlechte subkutane Fixierung dieser Venen.
- Bei Säuglingen/Kleinkindern keine Stauung mit Stauschlauch, da hierdurch Venen häufig vollständig kollabieren → manueller Stau ausreichend.
- Volumensubstitution im Kindesalter streng kontrolliert durchführen → Volumengaben über 50-ml-Perfusor-spritze »aus der Hand«.
- Bei freiem Tropfenlassen zumeist aufgrund der Klein-heit der venösen Zugänge oder des i. o.-Zugangs zu geringe Volumenzufuhr, aber bei Säuglingen auch Gefahr der Überinfusion.

4.1   Peripher-venöser Zugang

4.1.1   Punktionsorte

(◘ Abb. 4.1).
- Handrücken
- Unterarminnenseite
- Fußrücken, Innenknöchel

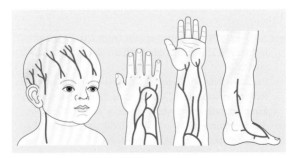

◘ **Abb. 4.1** Venöse Zugangswege im Kindesalter

- Kopfhaut
- V. jugularis externa → bei Säuglingen/Kleinkindern trotz guter Sichtbarkeit schwierig bis unmöglich im präklinischen Setting, da Hals sehr kurz und Lagerung schwierig, evtl. als Alternative beim intubierten Patienten

4.1.2 Größe der Venenverweilkanülen

(▢ Tab. 4.1)

▢ Tab. 4.1 Altersbezogene Größen der peripheren Venenverweilkanülen

Alter	i. v.-Venenverweilkanülen Größe (G)	Farbe
Neugeborenes	26 G	Lila
Säuglinge (bis 1 Jahr)	24 G	Gelb
Kleinkinder (1–6 Jahre)	22 G	Blau
Schulkinder (ab 6 Jahre)	20 G/22 G	Rosafarben/blau

4.1.3 Technik

- **A. Vorbereitung**
- Entlüftete, kurze Leitung mit angeschlossenem Dreiwegehahn → bessere Fixierung und reduzierte Dislokationsgefahr
- Venenverweilkanüle
- Desinfektionsspray und Tupfer
- Pflasterstreifen schmal 3 Stück (1 × 5 cm, 2 × 10 cm)

- ■ **B. Procedere**
- ▬ Zumeist manuelle Stauung ausreichend, bei größeren Kindern ggf. Blutdruckmanschette oder Stauschlauch verwenden
- ▬ Arm, Bein, Kopf des Kindes gut festhalten lassen
- ▬ Haut leicht straffen
- ▬ Vene mit Venenverweilkanüle punktieren

> **❯ Gefäße liegen sehr oberflächlich, nicht zu steil punktieren!**

- ▬ Blutrückfluss in Kanüleansatzkonus beweisend für Punktion des Gefäßes, häufig aber erst sehr spät sichtbar

> **❯ Aufgrund der manchmal späten sichtbaren Blutfüllung der Kanüle → abwarten, nicht zu schnell zurückziehen!**

- ▬ Plastikkanüle vorschieben
- ▬ Kurze Leitung mit Dreiwegehahn anschließen
- ▬ Sichere Fixierung mittels Pflasterstreifen
    - ▬ Kurzen, dünnen Pflasterstreifen über Kanüle und Eintrittsstelle
    - ▬ Langen, dünnen Pflasterstreifen mit klebender Seite nach oben unter Kanülenansatz schieben und dann über Kreuz die Zügel nach oben kleben
    - ▬ Mit kurzem Pflasterstreifen kurze Leitung mit Schlaufe fixieren
- ▬ Problemlose Injektion von 2–5 ml Volumen beweist intravasale Lage
- ▬ Bei Kopfhautvenen
    - ▬ Unterscheidung Arterie/Vene häufig schwierig → auf Pulsationen achten
    - ▬ Kopfhautvenen bei schreiendem Kind häufig besser sichtbar

▬ Flussrichtung mittels Ausstreichen und Beobachtung der erneuten Füllung beobachten → Punktion
in venöser Flussrichtung des Bluts
▬ Wird Haut um Kanüle weiß, wenn Volumen
gespritzt wird → V. a. arterielle Punktion, Kanüle
sofort entfernen

4.2 Intraossärer Zugang

4.2.1 Indikation

Bei Reanimation oder kritisch krankem Kind sofort ohne
Zeitverlust durch periphere Punktionsversuche!

4.2.2 Material

▬ **Cook-Kanülen** (◘ Abb. 4.2) aus Stahl mit breitem
Handgriff (Diekmann-Modifikation mit lateral
gelegenen Löchern → Flüssigkeitsaustritt auch dann
möglich, wenn Kanülenspitze in distaler Kortikalis
anliegt), jeweils Luer-Lock-Anschluss für Infusionsleitung (◘ Tab. 4.2)

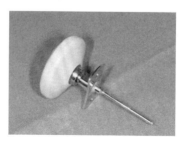

◘ **Abb. 4.2** Cook-Kanüle

◘ Tab. 4.2 Größe der Cook-i. o.-Kanülen und altersabhängiger Einsatz	
Alter	Kanülengröße (G) i. o.
<2 Jahre	18 G
>2 Jahre	16 G

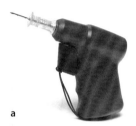
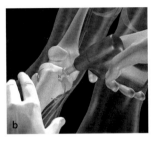

a
b

◘ **Abb. 4.3a, b** Knochenbohrmaschine

- **Bone Injection Gun (BIG)** → federgespanntes Set mit
  Möglichkeit der Einstellung der Eindringtiefe über
  Gewicht des Kindes → für den präklinischen Einsatz
  bei Kindern nicht geeignet, da nicht kalkulierbare Lage
  der Knochenkanüle
- **EZ-IO-Knochenbohrmaschine:** aktueller »Standard«,
  muss überall vorhanden sein, wo kritisch kranke Kin-
  der versorgt werden könnten (◘ Tab. 4.3, ◘ Abb. 4.3)
  - Einfach in Anwendung mit hoher Trefferrate
  - Kurze Anlagezeit
  - Auch bei >6 Jahren einsetzbar
  - Aktuelle Erwachsenen-CPR-Leitlinien empfehlen
    ebenso Einsatz des i. o.-Zugangs für Erwachsene
    (geht nur mit EZ-IO)
  - Selten Paravasat, da Stichkanal durch Bohrung
    genauso groß wie Nadel

Alter	Nadellänge/-größe
3–39 kg	15 mm (rot), 15 G
≥40 kg	25 mm (blau), 15 G

◻ **Tab. 4.3** EZ-IO-Nadellängen und -größe

- Keine Fixierung notwendig → geringes Dislokationsrisiko
- Weniger schmerzhaft als Cook-Kanüle → kann auch bei nicht-bewusstlosem Kind gelegt werden (dann ggf. Lokalanästhesie)
- Verfügbar in Nadellängen 15 mm (Kinder), 25 mm (Erwachsene) und 45 mm (Adipöse) (◻ Tab. 4.3)
- Entgegen den Herstellerangaben ggf. bei >20 kg 25-mm-Nadel verwenden → wird dann nicht ganz hineingebohrt
- Mitgeliefert: rechtwinkeliges Ansatzstück mit kurzer Leitung und Rückschlagventil → muss vor Anwendung mit NaCl 0,9 % durchgespült werden

4.2.3 Punktionsstellen

- **1. Wahl**: proximale Tibiainnenseite: altersabhängig 1–3 cm unterhalb der Tuberositas tibiae und 1–2 Querfinger medial auf Tibiainnenseite (◻ Abb. 4.4)
- **2. Wahl**: distale Tibia, ca. 1–2 cm proximal des Malleolus medialis (◻ Abb. 4.4)
- **Alternativen**
  - Distales Femur, ca. 1–3 cm proximal der Femurepikondylen in der Mittellinie
  - Bei größeren Kindern: proximaler Humerus, ca. 2 Querfinger unterhalb einer gedachten Linie zwischen Akromion und Processus coracoideus im

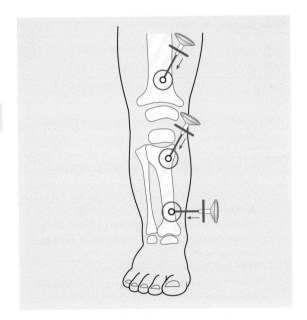

■ **Abb. 4.4** Punktionsstellen für den intraossären Zugang im Kindesalter

Bereich des Tuberculum majus (bei Kindern selten angewendet, bei Verletzung der unteren Extremität oder multiplen Punktionsversuchen an unterer Extremitäten als ultima ratio)

❯ **Keine sternalen Punktionsversuche im Kindesalter!**

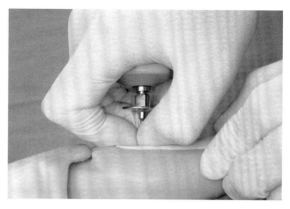

🔲 **Abb. 4.5** Anlegen einer Cook-Kanüle

4.2.4 Technik Cook-Kanüle

▬ Sehr schmerzhaft → Einsatz bei bewusstlosem Patienten oder unter Analgosedierung oder Lokalanästhesie (1 ml Lidocain 1 % subcutan und periostal)

▬ Bein stabil auf Unterlage lagern

▬ Punktionsstelle identifizieren

▬ Hautdesinfektion, ggf. sterile Handschuhe

▬ Nadel senkrecht auf Knochenfläche aufsetzen, Nadelspitze mit Daumen und Mittelfinger »wie Bleistift« fassen, Zeigefinger neben Nadelspitze abstützen, um zu tiefes Eindringen bei Widerstandsverlust zu verhindern (🔲 Abb. 4.5)

▬ Sanfter Druck und Rechts-links-Drehbewegungen → Kanüle durch Knochenkortex bohren

▬ Wenn Widerstandsverlust → Druck sofort beenden

▬ Nadel gut festhalten und Trokar gegen den Uhrzeigersinn herausdrehen

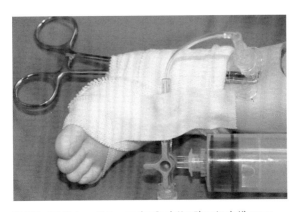

◼ **Abb. 4.6** Sichere Fixierung der Cook-Kanüle mittels Klemme und Mullbinde

⏵ Unterschenkel nicht in eigener Hand halten, da ansonsten Gefahr des Durchstoßens durch die hintere Kortikalis und Verletzung der Handinnenfläche

━ Kurze Infusionsleitung mit Dreiwegehahn an Luer-Lock-Anschluss befestigen
━ Fixierung der Cook-Kanüle schwierig → hohes Dislokationsrisiko → Versuch der Fixierung durch über Hautniveau befestigte Klemme, welche dann mit Mullbinde fixiert wird (◼ Abb. 4.6)
━ Zeichen einer erfolgreichen Punktion: Widerstandsverlust, fester Halt der Nadel ohne Trokar, Injektion von Flüssigkeit ohne großen Widerstand oder Paravasat
━ Aspiration von Knochenmark nur bei ca. 50 % möglich → keine sichere Unterscheidung zwischen erfolgreicher oder erfolgloser Punktion möglich → sollte deshalb nicht durchgeführt werden

4.2.5 Technik EZ-IO-Knochen- bohrmaschine

- Bein stabil auf Unterlage lagern
- Punktionsstelle identifizieren
- Hautdesinfektion, ggf. sterile Handschuhe
- i. o.-Nadel öffnen, mittels Magnetmechanismus auf Bohrmaschine aufbringen
- Nadel senkrecht auf Knochenfläche aufbringen
- Unter sanftem Druck Nadel in den Knochen bohren
- Bei Widerstandsverlust Druckknopf loslassen und Nadel zum Stillstand kommen lassen
- Bei Säuglingen sind die anatomischen Landmarken an der proximalen Tibiainnenseite häufig nicht sicher zu palpieren → deshalb mit Nadel initial die Haut durchstechen, dann mit Spitze der i. o.-Nadel Kortikalis und ihre Grenzen nach lateral und medial identifizieren → erst dann mittig auf dem Knochen positionieren und dann mit leichtem Druck losbohren
- Nadel mit einer Hand halten, Bohrmaschine abnehmen
- Trokar gegen den Uhrzeigersinn herausdrehen
- Mitgeliefertes, entlüftetes rechtwinkliges Ansatzstück mit distalem Dreiwegehahn auf Luer-Lock-Anschluss befestigen (Cave: Spritze nur mit Druck auf Rückschlagventil zu positionieren)
- Zeichen einer erfolgreichen Punktion: Injektion von Flüssigkeit ohne großen Widerstand oder Paravasat
- Aspiration von Knochenmark nur bei ca. 50 % möglich → keine sichere Unterscheidung zwischen erfolgreicher oder erfolgloser Punktion möglich → sollte deshalb nicht durchgeführt werden

Tipps und Tricks zum i. o.-Zugang

- NaCl 0,9%-Bolus (altersabhängig 3–10 ml) vor und nach jeder Medikamentengabe, um Medikament aus Knochenmarkhöhle zu spülen!
- Alle Medikamente intraossär möglich
- Dosierungen i. v. und i. o. identisch
- Schnelle Anflutung! (entspr. ZVK)
- Keine signifikanten Flussraten per Schwerkraft → Druckinfusion oder Infusion »aus der Hand«
- Bei Bedarf auch zweiten i. o.-Zugang an kontralateraler Seite
- Liegedauer: maximal 24 h
- Bei wachen Patienten häufig Infusionsschmerz durch intramedullären Druck → initiale Gabe von einmalig 0,5 ml/10 kg Lidocain 1 % (verschiedene Konzentrationen von Lidocain beachten!)
- Keine relevanten Komplikationen
- Relative Kontraindikationen:
  - Fraktur an Punktionsstelle
  - Vorangegangene intraossäre Punktionsversuche an selber Stelle
  - Gefäßverletzung proximal der Punktionsstelle

Kardiopulmonale Reanimation (ERC-Leitlinien 2015)

© Springer-Verlag GmbH Deutschland 2019
T. Nicolai, F. Hoffmann, *Kindernotfall-ABC*
https://doi.org/10.1007/978-3-662-49797-5_5

- **Alarmierungsbild**
- Zumeist respiratorische, selten zirkulatorische Ursachen (Schock) mit hypoxischer Bradykardie/Asystolie
- Kollaps aus völliger Gesundheit, Z. n. Elektrounfall, Z. n. Herz-OP → V. a. primär kardiale Ursache (selten!), schnellstmögliche Defibrillation

Das praktische Vorgehen bei Reanimation gliedert sich nach dem ABC-Algorithmus, den ◻ Tab. 5.1 zeigt.

Der aktuelle Algorithmus der ERC-Leitlinien 2015 ist in ◻ Abb. 5.1 dargestellt.

◻ **Tab. 5.1** ABC-Algorithmus

A	Atemwege freimachen und freihalten
B	Beatmung
C	Circulation (Kreislauf) überprüfen und ggf. wiederherstellen

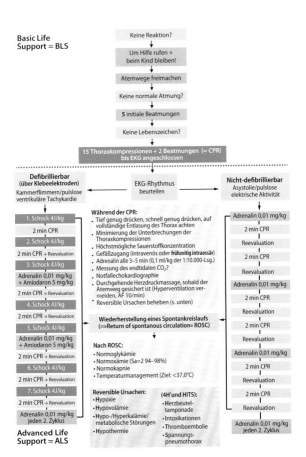

Basic Life Support = BLS

Keine Reaktion?
↓
Um Hilfe rufen + beim Kind bleiben!
↓
Atemwege freimachen
↓
Keine normale Atmung?
↓
5 initiale Beatmungen
↓
Keine Lebenszeichen?
↓
15 Thoraxkompressionen + 2 Beatmungen (= CPR) bis EKG angeschlossen

Defibrillierbar (über Klebeelektroden)
Kammerflimmern/pulslose ventrikuläre Tachykardie

EKG-Rhythmus beurteilen

Nicht-defibrillierbar Asystolie/pulslose elektrische Aktivität

1. Schock 4 J/kg
2 min CPR
2. Schock 4 J/kg
2 min CPR → Reevaluation
3. Schock 4 J/kg
Adrenalin 0,01 mg/kg + Amiodaron 5 mg/kg
2 min CPR → Reevaluation
4. Schock 4 J/kg
2 min CPR → Reevaluation
5. Schock 4 J/kg
Adrenalin 0,01 mg/kg + Amiodaron 5 mg/kg
2 min CPR → Reevaluation
6. Schock 4 J/kg
2 min CPR → Reevaluation
7. Schock 4 J/kg
2 min CPR → Reevaluation
Adrenalin 0,01 mg/kg jeden 2. Zyklus

Advanced Life Support = ALS

Während der CPR:
- Tief genug drücken, schnell genug drücken, auf vollständige Entlastung des Thorax achten
- Minimierung der Unterbrechungen der Thoraxkompressionen
- Höchstmögliche Sauerstoffkonzentration
- Gefäßzugang (intravenös oder **frühzeitig intraossär**)
- Adrenalin alle 3–5 min (0,1 ml/kg der 1:10.000-Lsg.)
- Messung des endtidalen CO_2?
- Notfallechokardiographie
- Durchgehende Herzdruckmassage, sobald der Atemweg gesichert ist (Hyperventilation vermeiden, AF 10/min)
- Reversible Ursachen beheben (s. unten)

Wiederherstellung eines Spontankreislaufs (=»Return of spontanous circulation« ROSC)

Nach ROSC:
- Normoglykämie
- Normoxämie (Sa= 2 94–98%)
- Normokapnie
- Temperaturmanagement (Ziel: <37,0°C)

Reversible Ursachen:
- Hypoxie
- Hypovolämie
- Hypo-/Hyperkaliämie/ metabolische Störungen
- Hypothermie

(4H'und HITS):
- Herzbeuteltamponade
- Intoxikationen
- Thromboembolie
- Spannungspneumothorax

Adrenalin 0,01 mg/kg
2 min CPR
Reevaluation
2 min CPR
Reevaluation
Adrenalin 0,01 mg/kg
2 min CPR
Reevaluation
2 min CPR
Reevaluation
Adrenalin 0,01 mg/kg
2 min CPR
Reevaluation
2 min CPR
Reevaluation
Adrenalin 0,01 mg/kg jeden 2. Zyklus

◻ **Abb. 5.1** Algorithmus für die Reanimation

5.1 Basismaßnahmen (Paediatric basic life support)

- Patient bewusstlos (◘ Abb. 5.1, Mitte oben), keine Reaktion auf Schmerzreize? → Anwendung Kinder-Algorithmus (5 initiale Beatmungen, dann **15:2**)
- Bei Vorliegen von Pubertätszeichen → Anwendung Erwachsenen-Algorithmus (**30:2**)!
- Neugeborenen-Algorithmus (**3:1**) nur direkt peripartal (Kreissaal, Hausgeburt) (▶ Kap. 18)

- **A = Atemwege freimachen und Atmung überprüfen**
- Atemwege öffnen mittels Anheben des Kinns oder Esmarch-Handgriff
- Kopfposition
  - Säugling: Neutralposition/Schnüffelposition (evtl. Unterpolsterung der Schultern zur Stabilisierung)
  - >1 Jahr: zunehmende Reklination des Kopfes und Kinn anheben
- Thoraxexkursion: ausreichende Eigenatmung? (maximal 10 Sekunden → bei Unsicherheit Beginn mit Maskenbeatmung)
- Vorsicht: Nicht über Beatmungsbeutel mit Ventil, öffnet sich erst bei ausreichendem Sog/Druck, der von Kindern nicht erbracht wird!
- Sichtbare Fremdkörper entfernen, ggf. Mundraum absaugen
- Freihalten der Atemwege durch nasopharyngeale Wendl-Tuben oder oropharyngeale Guedel-Tuben (nur bei tief bewusstlosen Patienten)

❯ Falls keine ausreichende Spontanatmung: sofort Beginn mit der Maskenbeatmung!

- **B Beatmung**
- Beatmungsbeutel mit Reservoir und Ventilen, wenn nicht verfügbar beim Kind >1 J. Mund-zu-Mund-Beatmung, beim Säugling evtl. Mund-zu-Mund/Nase-Beatmung.
- Möglichst gut abdichtende Einmal-Beatmungsmasken mit luftgefülltem Rand verwenden.
- Kopfposition: Säuglinge »Schnüffelstellung«, je älter desto mehr Reklination des Kopfes.
- C-Griff ohne Kompression der Halsweichteile
- Bei insuffizienter Maskenbeatmung: 2-Personen-Technik anwenden (!): Eine Person hält Maske und modifiziert Kopfposition, eine zweite Person komprimiert den Beutel (◘ Abb. 5.2).
- 5 initiale Beatmungen (Inspirationsdauer 1 sec).
- **Während 5 initialer Beatmungen auf Lebenszeichen (Bewegungen, Husten, Würgen) achten** → wenn keine vorhanden → sofort weiter zu C (= Circulation) = Throraxkompression.

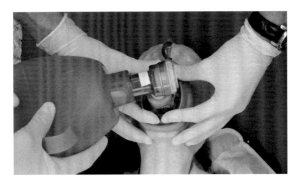

◘ **Abb. 5.2** Maskenbeatmung 2 Personen-Technik

- **C = Kreislauf**

Identifikation des Pulses ist im Kindesalter auch für Profis extrem schwierig → Indikation zur Thoraxkompression bei Fehlen von Lebenszeichen (Husten, Würgen, Bewegungen).

- Pulsprüfung fakultativ möglich, aber maximal 10 sec Zeit bis zur Entscheidung (Säuglinge: A. brachialis, A. femoralis; >1. Lebensjahr: A. carotis communis, A. femoralis) → im Zweifelsfall immer Throrax-kompression durchführen!
- Druckpunkt: untere Sternumhälfte (1 Querfinger ober-halb des Processus xiphoideus)
- Neugeborene/Säuglinge: thoraxumfassende Technik/ 2-Finger-Technik (◘ Abb. 5.3a und b)

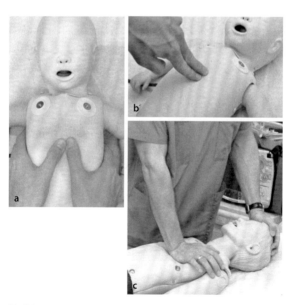

◘ **Abb. 5.3a–c** Techniken der Throraxkompression im Kindesalter

- Säuglinge/Kleinkinder: 1-Handballen-Technik
  (◨ Abb. 5.3c)
- Frequenz: mindestens 100 – maximal 120/min
  (ca. 2/Sekunde)
- Drucktiefe: je nach Alter 4 cm (Säuglinge) bis 5 cm
  (>1. Lebensjahr)
- Auf komplette Entlastung des Thorax achten
  (Druck: Entlastung 1:1)
- Unterbrechungen minimieren
- Kein Druck auf Rippen des Kindes
- Häufiger Wechsel bei Throraxkompression (HDM) alle
  2 min, um Übermüdung mit insuffizienter Kompression vorzubeugen
- 15 × Throraxkompression + 2 Beatmungen
  (bei 1 Helfer auch 30:2 möglich)
- Lautes Zählen zur Koordination von Throraxkompression und Beatmung bis der Patient intubiert ist, dann
  ist keine Synchronisation von Beatmung und Throraxkompression mehr erforderlich

- **Häufigste Fehler**
- Zu später Reanimationsbeginn: Beginn der Reanimation nach ABC-Algorithmus, wenn keine Schmerz-
  reaktion
- Zu langsame oder zu hohe Frequenz der Thoraxkompressionen
- Zu häufige Unterbrechungen der Thoraxkompressionen
- Desorganisation durch fehlende »Kommando-
  übernahme« → Teamleader bestimmen
- Kompression der Halsweichteile mit den Fingern bei
  der Maskenbeatmung.

5.2 Erweiterte Reanimationsmaßnahmen (Paediatric advanced life support)

5.2.1 Rhythmusanalyse

Monitoring: EKG-Monitor und S_pO_2, sobald verfügbar.

- **Asystolie/pulslose elektrische Aktivität (häufig)** (Abb. 5.1, rechte Spalte)
  - **Schnellstmöglich Adrenalin** 0,01 mg/kg i. v./i. o. (0,1 ml/kg einer 1:10.000-Lösung) → Notfallkarte Reanimation in Tab. 5.2 und Abb. 5.4
  - Danach Fortsetzung der Basismaßnahmen für 2 min bis zur Reevaluation
  - Jeden 2. Zyklus (= alle 3–5 min) Adrenalin 0,01 mg/kg i. v./i. o.

- **Kammerflimmern/pulslose ventrikuläre Tachykardie (selten)**
(Abb. 5.1, linke Spalte)
  - **Schnellstmögliche Defibrillation** mit 4 J/kg als Einzelschock
  - Anschließend sofortige Fortsetzung der kardiopulmonalen Reanimation für 2 min
  - Nach Reevaluation bei weiterhin bestehender defibrillierbarer Störung 2. Schock mit 4 J/kg
  - Nach erneuter 2-minütiger Reanimation 3. Schock mit 4 J/kg, gefolgt von der direkten Gabe von 0,01 mg/kg i. v./i. o. Adrenalin und 5 mg/kg Amiodaron i. v./i. o. als Bolus nach Wiederaufnahme der CPR
  - Danach sollte Adrenalin bei jedem 2. Zyklus (d. h. alle 3–5 min) verabreicht werden
  - Nach 5. Schock soll erneut 5 mg/kg i. v./i. o. Amiodaron verabreicht werden

Tab. 5.2 Medikamente für die Reanimation (© F. Hoffmann, T. Nicolai; adaptiert nach U. Hofmann, B. Hinrichs, D. Hofmann, K. Mantel u. P.A. Oakley 1989)

Adrenalin			5 kg	10 kg	20 kg	30 kg	40 kg	50 kg
Adrenalin	1:10.000 (1 ml + 9 ml NaCl 0,9%	ml	0,5	1,0	2,0	3,0	4,0	5,0
Amiodaron (50 mg/ml)	5 mg/kg als Bolus i.v./i.o.	ml	0,5	1,0	2,0	3,0	4,0	5,0
Defibrillation Einzelschock 4 J/kg		J=Ws	20	40	80	120	160	200
Adrenalin-Dauertropf (1 mg ad 50 ml NaCl 0,9%)	0,1 µg/kg/min i.v./i.o.	ml/h	2,0	4,0	7,0	10,0	13,0	16,0
Noradrenalin-Dauertropf (1 mg ad 50 ml NaCl 0,9%)	0,1 µg/kg/min i.v./i.o.	ml/h	2,0	4,0	7,0	10,0	13,0	16,0
Dobutrex-Dauertropf (250 mg ad 50 ml NaCl 0,9%)	10 µg/kg/min i.v./i.o.	ml/h	0,6	1,2	2,4	3,6	4,8	6,0
Glukose 20% i.v. bei Hypoglykämie	2 ml/kg i.v.	ml	10	20	40	60	80	100
Infusion bei Schock, Einzeldosis ggf. wiederholen	NaCl 0,9% VEL oder Ringer-Lösung (20 ml/kg)	ml	100	200	400	600	800	1000
Plasmaexpander (10 ml)		ml	50	100	200	300	400	500

DTI = Dauertropfinfusion

5.2.2 **Defibrillation**

- Manuelle Defibrillation
- <10 kg Paddles mit 4,5 cm Durchmesser, >10 kg (oder älter 1 Jahr) 8–12 cm Durchmesser
- Selbstklebende Elektroden oder vorgefertigte Gel-Pads bevorzugen
- Throraxkompression bis Defibrillator geladen fortführen, nur für Schockabgabe unterbrechen, (maximale Unterbrechung der Thoraxkompression für 5 [–10] sec)
- Positionierung der Paddles in anterolateraler Position, d. h. eines unterhalb der rechten Clavicula und das andere in der linken Axilla
- Falls Paddles zu groß sind und die Gefahr eines Spannungsbogens besteht, können die Paddels auch in antero-posteriorer Position (1 Paddel am Rücken links unterhalb der Scapula, das andere links am Thorax parasternal) angelegt werden
- Die **empfohlene Energiedosis** beträgt 4 J/kg (biphasisch oder monophasisch) für den ersten und alle folgenden Schocks (Einzelschock-Strategie)

- Automatische Defibrillatoren (AED)
- Kein manueller Defibrillator → Einsatz AED
- Bei Vorhandensein von Kinderelektroden >1. LJ automatische Dosisreduktion auf 50–75 J, ansonsten muss ein AED mit voreingestellten Dosen für Erwachsene verwendet werden

5.2.3 Atemwegsmanagement bei Reanimation

- Oxygenierung hat höchste Priorität!
- Wenn Maskenbeatmung effektiv → kein Vorteil von alternativer Atemwegssicherung oder Intubation
- Maskenbeatmung sicherste Methode zur Sicherung der Oxygenierung
- Falls Maskenbeatmung schwierig und Intubation nicht möglich/wenig Erfahrung: Atemwegsalternativen anwenden: Larynxmaske (▶ Kap. 8)
- Keine Evidenz für Verwendung des Laryntubus im Kindesalter
- Notfallintubation mit passenden Führungsstab = orale Intubation (einfacher, schneller)
- Unter Reanimation höchstmögliche Sauerstoffkonzentration verwenden (wenn möglich 100 %), nach Wiedererlangen eines Spontankreislaufs F_iO_2 soweit reduzieren, dass Ziel-Sättigungswerte von 94–98 % erreicht werden (Ausnahme: Rauchgasinhalation, schwere Anämie)
- Nach Intubation durchgehende Thoraxkompressionen ohne Unterbrechung von Throraxkompressionen zur Beatmung → Atemfrequenz 10/min
- Nach Wiedererlangen eines Spontankreislaufs → Atemfrequenz 12–24/min, keine Hyperventilation
- Überprüfung der Tubuslage mittels Kapnographie oder Einmal-CO_2-Detektor (kein CO_2 → Fehlintubation oder Kreislaufstillstand mit insuffizienter Thoraxkompression)
- Endtidales CO_2 kann als Parameter für eine effektive Thoraxkompression verwendet werden!
- Sichere Fixierung des Tubus und regelmäßige Überprüfung der Tubuslage
- Korrekte Beatmung = sichtbare Thoraxexkursionen

◼ Tab. 5.3 DOPES		
D	Dislokation	– etCO$_2$ – Inspektion – Auskultation
O	Obstruktion	– Absaugen – An Beatmungsbeutel nehmen (keine Thoraxexkursion)
P	Pneumothorax	– Einseitiges Atemgeräusch – Hypersonorer Klopfschall
E	Equipment	– O$_2$ angeschlossen? – Beatmungsgerät defekt?
S	Stomach	– Magen gebläht? → Absaugen!

- Bei akuter Verschlechterung unter Beatmung oder fehlender Thoraxexkursion: Ursachenforschung → DOPES (◼ Tab. 5.3)
- Legen einer Magenablaufsonde nach Intubation, ggf. Luft aktiv absaugen
- V. a. (Spannungs-)Pneumothorax: »blinde« Pleuradrainage mit grauem 16 G Abbocath im 2. ICR medioklavikulär am oberen Rippenrand (direkt unter der Clavicula, die erste tastbare Rippe ist die 2. Rippe), ggf. auch 4. ICR mittlere Axillarlinie

5.2.4 Zugang und Medikamente

▶ Tabellen in ▶ Kap. 22.
- Maximal 1 min bis zum erfolgreichen Zugang, ansonsten i. o.-Zugang legen → unrealistisch → primär i. o.
- Bei CPR direkte Anlage eines i. o.-Zugangs als Standardzugang notwendig (▶ Kap. 4)!

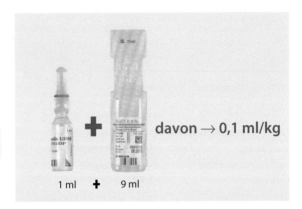

davon → 0,1 ml/kg

1 ml   +   9 ml

■ **Abb. 5.4** Verdünnung von Adrenalin bei Kindern

- Bei i. o.-Zugang nach jeder Medikamentengabe altersabhängig mit 3–10 ml NaCl 0,9 % nachspülen
- **Adrenalin 1 mg ad 10 ml NaCl 0,9% verdünnen → 0,1 ml/kg pro Einzelgabe = 0,01 mg/kg** (■ Abb. 5.4)
- Adrenalin auch fertig verdünnt 1:10.000 erhältlich Adrenalin-Fertigspritze 1 mg/10 ml (Aguettant)
- Kammerflimmern/pulslose ventrikuläre Tachykardie: Amiodaron 5 mg/kg i. v./i. o. als Bolus nach 3. und 5. Defibrillation (= gleiche ml-Anzahl wie bei 1:10 verdünnten Adrenalin-Bolus wenn man Amiodaron 150 mg/3 ml unverdünnt verwendet, d. h. bei 10 kg entsprechen 1,0 ml des 1:10 verdünnten Adrenalins 0,01 mg (= 0,01 mg/kg) und bei Amiodaron 50 mg (= 5 mg/kg)
- Atropin: kein Medikament der kardiopulmonalen Reanimation, nur bei vagal bedingter Bradykardie 0,02 mg/kg (mindestens 0,1 mg absolut!)
- Natriumbikarbonat: keine routinemäßige Verabreichung, nur bei prolongierter Reanimation und nach-

gewiesener metabolischer Azidose erwägen, indiziert bei V. a. Hyperkaliämie (1–2 mmol/kg langsam i. v./i. o.)
- Vasopressin (0,4 IE/kg)/Terlipressin (0,02 mg/kg): Ultima ratio bei Adrenalin-refraktären Reanimations- bemühungen

5.2.5 Reversible Ursachen eines Herz-Kreislauf-Stillstands

- Strukturierte und konsequente Abarbeitung der reversiblen und damit behandelbaren Ursachen (4 Hs und HITS)
- Je früher die Korrektur einer reversiblen Ursache, desto höher und schneller die Wahrscheinlichkeit für ROSC → größere Chance für gutes Outcome

☐ Tab. 5.4 zeigt die 4 Hs und HITS und ihre therapeutischen Ansatzpunkte.

5.2.6 Beendigung der Reanimation

- Wenn keine EKG-Aktivität und kein Kreislauf nach 30 min bei optimal durchgeführten CPR-Maßnahmen → Abbruch der Maßnahmen gerechtfertigt
- Trotzdem vorher an reversible und behandelbare Ursachen (4 Hs und HITS) denken (☐ Abb. 5.1)
- Ausnahmen: Hypothermie (Ertrinkung, Unterkühlung im Freien), Intoxikationen → langfristige CPR-Bemühungen, Transport unter laufender CPR in die nächste Kinderklinik

◼ Tab. 5.4 Reversible Ursachen eines Herz-Kreislauf-Stillstands: 4 Hs und HITS

Ursache	Therapie
Hypoxie	– Thoraxhebung? – Guedel-Tubus – 2-Personen-Technik – maximale O_2-Zufuhr? – Tubus disloziert? – frühzeitig Larynxmaske
Hypovolämie	– frühzeitig i. o.-Zugang – Volumenbolus (NaCl 0,9%, VEL, Ringer-Acetat) 20 ml/kg i. v./i. o. über 50-ml-Perfusor-spritze aus der Hand oder über Druckbeutel, ggf. wiederholen
Hyper-/ Hypokaliämie	– Hinweise für Niereninsuffizienz? Medikamente? – wenn nicht sicher auszuschließen wie Hyperkaliämie behandeln: – Kalziumglukonat 10% 0,25–0,5 ml/kg i. v./i. o. – Natriumbikarbonat 8,4% 2 mmol/kg 1:1 mit Aqua i. v. – Insulin/Glukose: 4 IE Insulin ad 50 ml Glukose 50% → 2 ml/kg als Bolus (BZ-Kontrolle)
Hypothermie	– externe Erwärmung über Heizung im RTW, Rettungsdecke, nasse Kleidung entfernen – ERC-Leitlinien Erwachsene (auf Kinder übertragbar) – Adrenalin erst bei ≥30°C – 30–35°C Adrenalin alle 8min – ≥35°C Standardalgorithmus (alle 3–5 min) – Defibrillation nach Standardprotokoll bei Temperatur <30°C auf 3 × begrenzen – ggf. invasive Techniken wie Peritoneal-dialyse, CVVH oder ECMO zur Erwärmung bei Auswahl der Zielklinik erwägen (z. B. bei Erfrierung, Skiunfall etc.)

Ursache	Therapie
Herzbeutel-tamponade	– ggf. Echokardiographie – Punktion subxiphoidal 45° in Richtung linke Schulter (wenn möglich unter Echo-Kontrolle) – Punktion mit Pigtail in Seldinger-Technik oder mit langer aufgesetzter Kanüle
Intoxikation	– Anamnese – Rücksprache Giftnotruf 19240
Thromb-embolie	– sehr selten im Kindesalter – Anamnese (Immobilisation, Einnahme Pille, postoperativ, tiefe Beinvenenthrombose etc.) – Lyse mit rtPA Alteplase 0,6 mg/kg i. v. als Bolus
Spannungs-pneumothorax	– Seitendifferentes AG, hämodynamisch instabil, Auftreten v. a. unter Beatmung – Nadeldekompression (z. B. grauer Abbocath) 2. ICR medioclaviculär oder 4. ICR mittlere Axillarlinie – ggf. im Verlauf Anlage Thoraxdrainage

◻ **Tab. 5.4** (Fortsetzung)

5.3 Sonderfall: Ertrinkung

- **Ursache**
- Kleinkinder können bereits in flachen Pfützen ertrinken, häufiger fallen sie jedoch in Schwimmbecken oder Teiche, wenn sie kurz unbeaufsichtigt sind.
- Die zweite Ertrinkungsform betrifft Jugendliche, die (z. T. bei Mutproben oder im Zusammenhang mit Alkohol/Drogen) in Gewässer springen und dabei durch Verletzungen oder durch Temperaturabfall bewusstlos werden und ertrinken.

- **Alarmierungsgrund**

Bewusstlos im Wasser/Badewanne treibendes Kleinkind aufgefunden.

- **Vorgehen Reanimation**

(auch durch Laien; d. h. bei Alarmierung sofort initiieren, am besten per Telefon durch Rettungsleitstellendisponenten Anleitung des vor Ort befindlichen Laien), sofort nach Bergung beginnen. Kein Versuch, Lungen zu entleeren, sondern ggf. Atemwege freimachen, dann Reanimation

- **Besonderheiten**: Überleben bei Hypothermie ohne neurologische Schäden auch nach langer Herzstillstanddauer beschrieben, daher Reanimation weiterführen, bis Kind in Klinik und sicher erwärmt
- **Temperaturmanagement bei Hypothermie**: Aktive Erwärmungsmaßnahmen vor Ort nicht realistisch, ggf. nasse Kleider entfernen, warm einpacken, Reanimation möglichst nicht unterbrechen, ggf. unter laufender Reanimation transportieren
- Meist Asystolie/Bradykardie: Basismaßnahmen, Verzicht auf Medikamente bis Körperkerntemperatur >30 °C, falls doch defibrillierbare Rhythmusstörung: Defibrillationsversuch erlaubt, aber bei Hypothermie <30 Grad oft nicht erfolgreich (maximal 3 Versuche, ansonsten Fortführung Basismaßnahmen und Defibrillation bei Körperkerntemperatur >30°C)

→ **Konsequenz**: Weiter Thoraxkompressionen und Beatmung

Wichtig: Neurostatus dokumentieren, Körpertemperatur möglichst messen. Bei extremer Hypothermie (▶ Abschn. 16.2.2) erwägen, ob Transport in eine Klinik mit der Möglichkeit zur Erwärmung an ECMO (meist nächste Kinderkardiologie) die möglicherweise verlängerte Transportzeit aufwiegt.

Tipps und Tricks bei Ertrinkung
- Aktive Erwärmungsmaßnahmen, insbesondere des Kopfes, sind nicht sinnvoll oder sogar schädlich.
- Nach Begleitverletzungen suchen: Sprung vom Ufer, Sprungbrett, HWS-Trauma (je nach Anamnese) → ggf. HWS-Immobilisation.
- Beatmung initial häufig schwierig wegen verschlucktem Wasser in Magen → Magensonde frühzeitig erwägen.

5.4 Sonderfall: Intoxikation mit Betablockern

- Bei Betablocker-Intoxikation bis zu 100-fach höhere Adrenalin-Dosierung notwendig
- Glucagon (1 mg/ml) als Antidot-Therapie (◘ Tab. 5.5)

◘ Tab. 5.5 Antidot-Therapie mit Glucagon

Glucagon 1 mg/ml	Dosierung	5 kg	10 kg	20 kg	30 kg
Betablocker-Intoxikation	0,1 mg/kg i. v. als Bolus	0,5 ml	1,0 ml	2,0 ml	3,0 ml
	dann 0,07 mg/kg/h*	3,5 ml/h*	7,0 ml/h*	14,0 ml/h*	21,0 ml/h*

* 0,07 mg/kg/h als Dauertropf: 1 mg=1 ml + 9 ml Aqua → Konzentration 0,1 mg/ml.

5.5   Postreanimationsbehandlung

━ Datenlage für Hypothermiebehandlung bei Kindern
jenseits der Neugeborenenlage nicht belegt

━ **Auf strikte Normothermie (36–37°C) achten, hierzu
sind externe Kühlmatte/Kühlsystem etc. und erheb-
liche Erfahrung erforderlich!** → Bei Auswahl der Zielklinik bedenken.

━ Keine aktive Wiedererwärmung von hypothermen
Kind nach Wiedererlangen eines Spontankreislaufs
(Ausnahme Körpertemperatur <32°C)

■ Link

Kostenfreier Download der deutschen Version der ERC-
Leitlinien 2015 ► www.grc-org.de

■ Hinweis

Die amerikanischen PALS-Leitlinien der AHA beginnen mit
15 (2 Helfer)/30 (1 Helfer) Thoraxkompressionen gefolgt
von 2 Beatmungen, hier keine 5 initialen Beatmungen

Respiratorische Notfälle

© Springer-Verlag GmbH Deutschland 2019
T. Nicolai, F. Hoffmann, *Kindernotfall-ABC*
https://doi.org/10.1007/978-3-662-49797-5_6

6.1 Kernpunkte

- Atemnot = fast immer obstruktive Ventilationsstörung (= Verengung des Atemwegs von oral bis in die Bronchiolen)
- **Kernfrage in der initialen Beurteilung: inspiratorischer Stridor?** (häufig!, evtl. zusätzlich mit exspiratorischer Komponente)

Führendes Symptom bei der akuten Atemnot
- Obstruktionen im Bereich der oberen Atemwege (= oberhalb der Thoraxaperatur) → **inspiratorischer Stridor**
- Obstruktionen im Bereich der unteren Atemwege (= unterhalb der Thoraxaperatur) → **exspiratorischer Stridor** + (Giemen, Pfeifen, Brummen)

- **Häufig**: Viraler Krupp (inspiratorischer Stridor) und Asthma/obstruktive Bronchitis (exspiratorischer Stridor)
- **Selten, aber gefährlich**: Fremdkörperaspiration, Epiglottitis
- Husten = Auslösung erst bei Reiz ab Stimmlippen abwärts

- Freie Beweglichkeit des Halses/Kopfs spricht gegen Epiglottitis, retropharyngeale oder paratonsilläre Abszesse
- Kernfrage: noch getrunken? HiB-Impfung? → eher keine Epiglottitis
- i. v.-Zugang initial fast nie notwendig → kann durch zusätzliche Aufregung zur Dekompensation führen
- Primär immer Inhalationstherapie!
- Racheninspektion fast nie notwendig (Ausnahme: Fremdkörper im Rachen wahrscheinlich)
- Höchste Priorität: Eltern beruhigen → führt zur Beruhigung des Kindes → weniger Dyspnoe → Stabilisierung Kind, d. h. Kind niemals von Eltern trennen (auch auf Transport) → Aufregung/Abwehrreaktionen führen zur Steigerung des O_2-Bedarfs und damit der Dyspnoe

> ❯ Kinder mit Atemnot wegen Gefahr der Unterdrückung des Atemantriebs nie sedieren!

6.2 Differenzialdiagnostischer Algorithmus zum Vorgehen bei akuter Atemnot

- Unterteilung von Krankheiten mit inspiratorischem Stridor, exspiratorischem Stridor/Giemen oder Atemnot ohne Stridor zusammen mit dem Alter des Kindes richtungsweisend für die Verdachtsdiagnose und damit das präklinische Procedere
- Die Algorithmen (◻ Abb. 6.1–◻ Abb. 6.3) erlauben, die häufigsten Atemnotursachen einzuordnen.
- Die präklinisch empfohlenen Therapiemaßnahmen finden sich im jeweiligen Diagnose-spezifischen Unterkapitel.

- **1. Kernfrage** in der initialen Beurteilung: Vorhandensein **inspiratorischer Stridor** (◻ Abb. 6.1)?
  - wenn ja:
  - Viraler Krupp (sehr häufig)
  - Fremdkörperaspiration, Epiglottits, bakterielle Tracheitis, allergisches Larynxödem (selten, aber gefährlich)
- **2. Kernfrage**: Wenn kein inspiratorischer Stridor: → Vorhandensein **exspiratorischer Stridor (Giemen/Pfeiffen/Brummen)**? (◻ Abb. 6.2)?
  - wenn ja:
  - Asthma/Bronchiolitis/obstruktive Bronchitis (häufig)
  - Fremdkörperaspiration (selten, aber gefährlich)
  - Anaphylaxie (selten)
- **3. Kernfrage**: Dyspnoe **ohne** in- oder exspiratorischen **Stridor**? (◻ Abb. 6.3)

6.3   Basisdiagnostik (»Sofort-Check«)

- Atemfrequenz
- Lufteintritt (Thoraxexkursionen, Auskultation, pathologische Atemgeräusche)
- Atemarbeit (Einziehungen sternal, subkostal oder jugulär, Nasenflügeln)
- Oxygenierung (Zyanose, Blässe, periphere Sättigung)
- S_pO_2 (Ziel: O_2-Sättigung >90 %, Verlaufsbeurteilung hilfreich)
- Neurostatus: AVPU (► Kap. 21)
- Kreislaufbeurteilung: Herzfrequenz, kapilläre Füllungszeit (Rekap-Zeit), Pulse

❯ Keine Inspektion der Mundhöhle mit Spatel bei V. a. viralen Krupp oder Epiglottitis → Gefahr eines reflektorischen Atem-Kreislauf-Stillstandes!

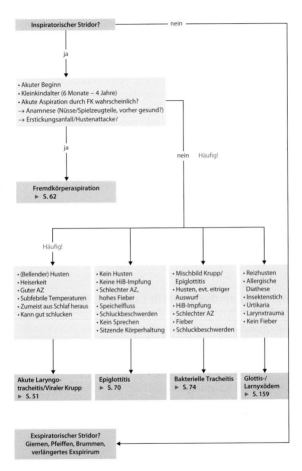

◘ Abb. 6.1 Inspiratorischer Stridor

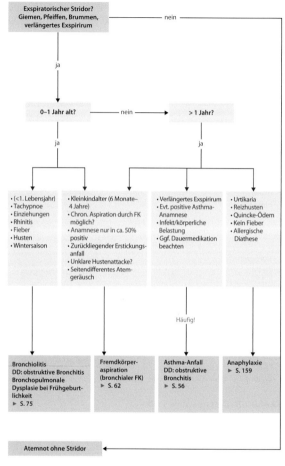

Abb. 6.2 Exspiratorischer Stridor

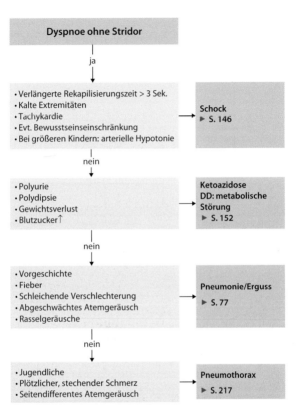

Dyspnoe ohne Stridor

ja

- Verlängerte Rekapilisierungszeit > 3 Sek.
- Kalte Extremitäten
- Tachykardie
- Evt. Bewusstseinseinschränkung
- Bei größeren Kindern: arterielle Hypotonie

→ **Schock** ▶ S. 146

nein

- Polyurie
- Polydipsie
- Gewichtsverlust
- Blutzucker↑

→ **Ketoazidose DD: metabolische Störung** ▶ S. 152

nein

- Vorgeschichte
- Fieber
- Schleichende Verschlechterung
- Abgeschwächtes Atemgeräusch
- Rasselgeräusche

→ **Pneumonie/Erguss** ▶ S. 77

nein

- Jugendliche
- Plötzlicher, stechender Schmerz
- Seitendifferentes Atemgeräusch

→ **Pneumothorax** ▶ S. 217

◻ **Abb. 6.3** Dyspnoe ohne Stridor

❯ Bei peripherer Minderperfusion oder Auskühlung
periphere S_pO_2-Messung unzuverlässig beurteilbar.

6.3.1 Schweregradabschätzung

Warnzeichen einer drohenden respiratorischen Verschlechterung sind:

- Extreme Tachypnoe
- Normalisierung der Tachypnoe ohne suffiziente
  Therapiemaßnahmen
- Bradypnoe
- Apnoe
- Schlechter Lufteintritt (fehlendes Atemgeräusch,
  schlechte Thoraxhebung)
- Zyanose trotz O_2-Gabe
- Bewusstseinstrübung, Kind konzentriert sich nur noch
  auf Atmung, kann keine ganzen Sätze mehr sprechen
- **Biphasischer Stridor** (in- **und** exspiratorische Kompo-
  nente) → V. a. trachealen oder laryngealen Fremdkörper
  oder kritische Stenose/langstreckiges Problem Trachea
- **Biphasischer Stridor mit auch forcierter Exspiration
  (exspiratorische Pressatmung plus inspiratorische
  Einziehungen) = höchste Alarmstufe**

6.4 Respiratorische Notfälle nach Häufigkeit

6.4.1 Viraler Krupp (stenosierende Laryn-gotracheitis, Krupp, »Pseudokrupp«)

- **Anamnese & typische Klinik**
- **Meist nachts, aus dem Schlaf heraus**
- **Bellender Husten**

- ▬ **Heiserkeit**
- ▬ **Inspiratorischer Stridor (häufig nur bei Aufregung)**
- ▬ Bevorzugtes Alter 6 Monate–5 Jahre
- ▬ Gehäuftes Auftreten September bis März
- ▬ Ggf. milder Infekt der oberen Atemwege vorausgehend (Schnupfen)
- ▬ Guter AZ, freie Beweglichkeit Kopf/Hals
- ▬ Subfebrile Temperatur (meist <38,5°C)
- ▬ Kein Speichelfluss
- ▬ Keine Schluckbeschwerden (hat oft anamnestisch vor Kurzem noch getrunken oder gegessen)
- ▬ Bei schwerem Verlauf: Dyspnoe/Zyanose

- ■ **Sofortdiagnostik**
- ▬ Sofort-Check (▶ Abschn. 6.3)
- ▬ Kriterien: Stridor und/oder Dyspnoe in Ruhe/bei Aufregung? Stridor/Dyspnoe nur inspiratorisch bzw. nur exspiratorisch, oder in- und exspiratorisch? Lufteintritt? Zyanose? Blässe? Klinisch respiratorische Erschöpfung?

❯ Keine invasiven Maßnahmen (keine Racheninspektion, keine Injektion → Gefahr reflektorischer Herz-Kreislauf-Stillstand).

- ■ **Basismaßnahmen**
- ▬ Beruhigung Kind + Eltern
- ▬ Sitzende Position auf Schoß der Eltern
- ▬ Ggf. Pulsoxymetrie (Zyanose aber erst kurz vor respiratorischer Erschöpfung)
- ▬ Bei drohender respiratorischer Insuffizienz: O_2-Gabe (ansonsten eher zurückhaltend, da O_2-Gabe Kinder zusätzlich ärgert und Dyspnoe verschlechtern kann)
- ▬ Kalte Luft/feuchte Luft (Fenster auf, ggf. kalte Dusche Bad)

◘ Tab. 6.1 Dosierung rektale Steroidtherapie

	5 kg	10 kg	20 kg	30 kg
Prednison/ Prednisolon 100 mg-Supp.	100 mg	100 mg	100 mg	100 mg

◘ Tab. 6.2 Dosierung Dexamethason-Saft

	Dosie-rung	5 kg	10 kg	20 kg	30 kg
Dexametha-son-Saft 2 mg/5ml oral	0,15 mg/ kg p. o.	0,75 mg	1,5 mg	3,0 mg	4,5 mg
		1,9 ml	3,75 ml	7,5 ml	11 ml

◘ Tab. 6.3 Dosierung Adrenalin

	5 kg	10 kg	20 kg	30 kg
Adrenalin 1:1000 unver-dünnt p. i.	3 ml	4 ml	5 ml	5 ml

- **Initiale Therapie**
- **1. Steroid** (◘ Tab. 6.1)
    - rektal 100 mg als Suppositorium in allen Alters-stufen (z. B. Rectodelt®, Infectocortikrupp®, Klismacort®) → Wirkungseintritt nach 20–45 min
    - Alternativ: Dexamethason oral Saft 2 mg/5ml: 0,15 mg/kg (0,4 ml/kg) als ED (◘ Tab. 6.2)
- **2. Epinephrin** unverdünnt inhalativ (Feuchtinhalation über Maske mit 8–10 l O_2/min) Effekt innerhalb von wenigen Minuten
    - **Adrenalin** 1:1000 pur 3–5 ml p. i. (◘ Tab. 6.3)

◻ **Tab. 6.4** Stadiengerechte Therapie bei Krupp

Klinik	Therapie	Vorgehen
Leichte Form		
Bellender Husten Heiserkeit Stridor **nur** inspirativ, meist bei Belastung Keine Ruhedyspnoezeichen (keine Einziehungen, keine Tachypnoe)	Kühle/feuchte Luft **Steroid** rektal/oral Falls nicht vorhanden ggf. auch inhalativ (z. B. Pulmicort)	Ggf. ambulante Abklärung Kinderklinik Aufklärung Eltern (besonders bei Wiederholung)
Mittelschwere Form		
Stridor auch in Ruhe hörbar (in- und exspiratorisch) Ruhedyspnoe Einziehungen jugulär/interkostal/subkostal Ausatmung ohne Dyspnoe, passiv, kein Pressen	**Steroid** rektal/oral **Adrenalin** 1:1000 pur p. i.	Stationäre Beobachtung Transport sitzend auf Schoß der Eltern Notarztbegleitung Ggf. O_2-Vorlage
Schwere Form		
Ausgeprägte Atemnot Schlechter inspiratorischer Lufteintritt In- und exspiratorischer Stridor Auch exspiratorische Dyspnoe mit abdominellem Pressen)	**Steroid** rektal/oral **Adrenalin** p. i. 1:1000 pur Ggf. **Dauerinhalation** mit Adrenalin	Akute Lebensgefahr! Intensivstation! S_pO_2-Monitoring Ggf. Tubus ggf. (0,5)–1 mm ID kleiner wählen i.v.-Zugang erwägen ggf. NIV, Atemunterstützung mit O_2

Klinik	Therapie	Vorgehen
Schwerste Form		
Bewusstseins-veränderung Zyanose		

◼ **Tab. 6.4** (Fortsetzung)

— Infectokrupp-Inhal® 1–2 ml (1 ml = 4 mg Epinephrin) über Vernebler für viralen Krupp zugelassen

■ **Stadiengerechte Therapie**
(◻ Tab. 6.4)

■ **Differenzialdiagnosen**
— Retropharyngealer/paratonsillärer Abszess: Mundgeruch, Halslymphknoten, Angina-Anamnese, manchmal auch Zwangshaltung des Kopfes (DD: Meningitis)
— Epiglottitis: kein Husten, Schluckbeschwerden, reduzierter Allgemeinzustand, sitzende Körperposition, meist keine HiB-Impfung
— An Diptherie denken (Impf- und Reiseanamnese): süßlicher Geruch, reduzierter Allgemeinzustand
— Fremdkörper-Anamnese?
— Allergieanamnese (Urtikaria) → Larynxödem?
— Tracheitis: älteres Kind, Symptomatik halb Epiglottitis (Fieber, schlechter Allgemeinzustand), halb Krupp (Husten), grobblasige Rasselgeräusche
— Seltener Mononukleose mit riesigen Tonsillen

Tipps und Tricks beim Pseudokrupp
- Adrenalin immer **unverdünnt** inhalieren
- Wegen Rebound-Effekts nach 2–(4) Stunden meist stationäre Überwachung nach Adrenalin-Inhalation
- Bei konsequenter Inhalationstherapie und früher Steroidgabe → selten Intubation notwendig (Warnzeichen: Apnoe, Bewusstseinsminderung, zunehmender auch exspiratorischer Stridor-/Dyspnoe-Anteil)
- Falls doch: i. v.-Zugang (Medikamente ▶ Kap. 3 Analgosedierung und ▶ Kap. 7 Narkose und Tabellen in ▶ Kap. 22)
- Tubus: (0,5)–1 mm ID kleiner als altersentsprechend oder ggf. dünnwandige Tuben wie z. B. Rüsch Safety Clear Tuben verwenden
- Tubus mit Führungsstab
- Orotracheale Intubation!
- Bei Versagen/als Ultima bei Versagen aller konservativen Versuche: Nottracheotomie oder Punktions-Koniotomie mit möglichst dickem Abocath (grau) o. Ä. Venenkatheter. Luer-Ansatz passt an 3,5-Tubus-Ansatzstück: Auf diese Weise kann zumindest vorübergehend oxygeniert werden (Jet-Ventilation). (▶ Kap. 7, Atemwegsmanagement)

6.4.2 Asthmaanfall/Status asthmaticus/ obstruktive Bronchitis

- ◾ **Anamnese & typische Klinik**
- **Verlängerte Exspiration, gepresste Exspiration (Bauchpresse)**
- **Exspiratorischer Stridor (Giemen, Pfeifen)**
- **Dyspnoe**

- **Sitzende Haltung**
- Tachypnoe
- Hustenreiz
- Tachykardie
- Zentralisation
- Warnzeichen
  - Erschwertes Sprechen
  - Auskultatorisch kaum nachweisbare Atemgeräusche (»silent lung«)
  - Zyanose
  - Bewusstseinsverlust

- **Sofortdiagnostik**
- Sofort-Check (▶ Abschn. 6.3)
- Asthma bronchiale in Vorgeschichte? Dauermedikation?
- Pulsoxymetrie vor/nach Betamimetikainhalation

❯ Wenn 20 min nach Betamimetika-Inhalation S_pO_2 <94 % Hinweis für schweren Verlauf!

- **Präklinische Therapie**
- ■ **1. Intitialtherapie**
- O_2 sofort 1–4 l über locker vorgehaltene Gesichtsmaske durch Eltern oder Nasenbrille (Verlust des Atemantriebs durch O_2-Gabe **nicht** zu befürchten), Ziel-SpO_2 ≥94 %
- Beruhigung des Kindes und der Eltern

❯ Keine Sedierung wegen Atemdepression!

- Sitzende Lagerung
- **Salbutamol p. i.** (◻ Tab. 6.5):
  - Salbutamol 0,5 % (1 ml = 20 Tropfen [Tr.] = 5 mg), altersunabhängig 8 Tr. (absolut) auf 2 ml NaCl 0,9 % über Feuchtinhalation
  - Fertig-Inhalat Salbutamol 1,25 mg (=2,5 ml) für alle Altersstufen

◘ Tab. 6.5 Dosierung Salbutamol

Dosierung	5 kg	10 kg	20 kg	30 kg
Inhalations-lösung 0,5 % 8 Tr. (= 2 mg)	8 Tr. ad 2 ml NaCl 0,9 %	8 Tr. ad 2 ml NaCl 0,9 %	8 Tr. ad 2 ml NaCl 0,9 %	8 Tr. ad 2 ml NaCl 0,9 %
Fertiginhalat 2,5 ml = 1,25 mg	1 Amp.	1–2 Amp.	2 Amp.	2–3 Amp.

◘ Tab. 6.6 Dosierung Prednison/Prednisolon

Dosierung	5 kg	10 kg	20 kg	30 kg
2 mg/kg i. v.	10 mg	20 mg	40 mg	60 mg
Rektal	100 mg	100 mg	100 mg	–

— Falls vorhanden: 3 × 4–6–(8) Hübe Dosieraerosol (Sultanol=Salbutamol 1 Hub = 0,1 mg, Berotec = Fenoterol 1 Hub = 0,1 mg), 10 min Abstand vor Wiederholung, mit Inhalierhilfe (Aerochamber) und Mundstück/Maske, jeden Hub einzeln einsprühen, dazwischen Inhalierhilfe leer atmen lassen!
— **Prednison/Prednisolon** (◘ Tab. 6.6): 2 mg/kg i. v./p. o. oder Supp. 100 mg
  — Alternativ: Dexamethason oral Saft 2 mg/5 ml: 0,15–0,3 mg/kg als ED (= 0,4 – 0,75 ml/kg)
— **Ipratropiumbromid** p. i.: Atrovent (1 ml = 20 Tr. = 0,25 mg), 2 ml unverdünnt p. i. mit Düsenvernebler, 1 × wiederholen nach 20 min oder Fertiginhalat Atrovent 250 µg (= 2 ml)
  — Falls vorhanden: 2–4 Hübe über Dosieraerosol (DA) (1 Hub = 20 µg) mit Inhalierhilfe und Mundstück/Maske (v. a. bei Säuglingen)

◘ Tab. 6.7 Dosierung Terbutalin (0,5 mg/ml)

Dosierung	5 kg	10 kg	20 kg	30 kg
0,005 mg/kg s. c.	0,05 ml	0,1 ml	0,2 ml	0,3 ml

Hinweis: nur zur subkutanen Gabe zugelassen, nach Verdünnung auf 10–20 ml kann dieselbe Dosis auch sehr langsam i. v. appliziert werden. CAVE: bei schneller i. v.-Gabe Gefahr von Kammerflimmern, bei i. v.-Gabe von β$_2$-Agonisten häufiger Nebenwirkungen als bei Inhalation.

━ **Wenn kein Ansprechen auf Betamimetika-Inhalation:**
   ━ **Versuch mit Adrenalin** 1:1000, 3–5 ml pur p. i. (v. a. bei Säuglingen/Kleinkindern)

■ ■ **2. Intensivierungstherapie bei mangelndem Ansprechen oder drohender respiratorischer Insuffizienz:**
━ **Salbutamol-Dauerinhalation** (Verneblermaske, Töpfchen immer wieder auffüllen), bei drohender respiratorischer Erschöpfung evtl. Salbutamol unverdünnt (solange Herzfrequenz <200/min).

❯ Hypokaliämie → Kontrolle direkt bei Erreichen der Klinik

━ **Wenn Inhalation erfolglos** oder nicht möglich → Versuch mit
   ━ **Terbutalin** (◘ Tab. 6.7) s. c. 0,005 mg/kg (Bricanyl 0,5 mg/ml → 0,01 ml/kg s. c.), ggf. nach 10–15 min selbe Dosis wiederholen
   oder
   ━ **Adrenalin** (1:1000, ◘ Tab. 6.8) 0,01 ml/kg unverdünnt i. m., evtl. nach 15 min wiederholen)
   oder
   ━ **Theophyllin** (z. B. Bronchoparat, Euphylong) (4)–6 mg/kg »loading dose« über 20 min i. v. als Kurzinfusion, bei Theophyllin-Vortherapie (sehr selten) Bolusdosis halbieren (▶ Kap. 20).

◻ Tab. 6.8 Dosierung Adrenalin 1:1000				
Dosierung	5 kg	10 kg	20 kg	30 kg
0,01 mg/kg i. m.	0,05 ml	0,1 ml	0,2 ml	0,3 ml

Hinweis: langsame Infusion über 20 min, rasche Injektion kann tachykarde Rhythmusstörungen oder Krampfanfälle auslösen, bei Vortherapie halbe Dosis (geringe therapeutische Breite).
oder
— **Reproterol i. v.** (▶ Tab. 20.47).

- **Intubation**
— Medikation siehe Tabellen in ▶ Kap. 3 und ▶ Kap. 22 Analgosedierung und Narkose, Praktisches Vorgehen Narkoseeinleitung ▶ Kap. 3
— Wegen bronchodilatatorischer Wirkung Ketamin zu bevorzugen
— Relaxierung mit Succinylcholin oder Rocuronium
— Bei konsequenter Inhalationstherapie selten, notwendig bei klinischer Erschöpfung und/oder Bewusstseinseinschränkung:
— Vorher Atropin 0,02 mg/kg = 0,04 ml/kg, mindestens 0,1 mg absolut geben!
— **Bei Beatmungsproblemen**
  — Ggf. sehr langsame Atemfrequenz (5–10/min)
  — lange Exspiration (z. B. I:E=1:4)
  — **Forcierte manuelle Thoraxkompression im Exspirium** (mit beiden Händen den Thorax lateral oder bds. parasternal umfassen und aktiv in der Exspiration nach dorsal und proximal auspressen)
  — Verwendung geblockter Tubus (Microcuff-Tubus)
  — Evtl. extrem hohe Beatmungsdrücke akzeptieren (nach Wirkung = Thoraxhebung)

❯ Pneugefahr! Aber selten wegen hoher Drücke, da diese über den erhöhten Atemwegwiderstand abgefangen werden, Ursache hierfür zumeist zu kurze Exspirationszeit und/oder zu hohe Atemfrequenzen

- **Prinzipien der Weiterbehandlung (früh aggressive Therapie → dann rascher Rückzug)**
– Inhalationstherapie-Dauertherapie, ggf. β_2-Sympathomimetikum i. v.
– Prednison 4×1 mg/kg/Tag
– Therapieversuch Magnesium i. v.
– Evtl. Beatmung mit Sevofluran (bronchodilatatorisch)

❯ Intensivpflichtiger Status = Indikator für Gefährdung durch »plötzlichen Asthmatod«

- **Differenzialdiagnosen**
Fremdkörper (plötzlicher Beginn, Fieber, Progredienz), bronchopulmonaler Dysplasie (ehemalige Frühgeborene, kontinuierlicher O_2-Bedarf), RSV-Bronchiolitis, allergische Reaktion, Pneumothorax

Tipps und Tricks beim Status asthmaticus
– Entscheidend bei schwerem Verlauf/schlechtem Therapieansprechen sind eine kontinuierliche Inhalationstherapie mit β_2-Sympathomimetikum und Geduld.
– Bei Spontanatmung ggf. dosierte Lippenbremse
– Bei Beatmung meist sehr niedrige Beatmungsfrequenzen (z. B. 5–10/min) und forcierte manuelle Kompression des Thorax während der Exspiration erforderlich!

6.4.3 Fremdkörperaspiration

Selten, aber gefährlich!

- **Anamnese und typische Klinik**
- **Hinweisend: Aspirationsereignis = plötzliche Hustenattacke/Dyspnoe aus vorherigem Wohlbefinden**
- Nach typischen Aspiraten fragen: Nüsse, rohe Karottenstücke, kleine Plastikteile/Spielsachen, Perlen, Knöpfe, Kieselsteine
- Puderaspirationen nur noch als Rarität, aber gefährlich
- Aspirationsereignis nicht immer sicher eruierbar
- Oft gleichzeitig Infekt mit obstruierter Nasenatmung als begünstigender Faktor
- Prädilektionsalter meist 1–3 Jahre
- Aspiration von Nahrung bevorzugt bei Säuglingen nach Erbrechen in Rückenlage
- Evtl. Zyanose, Atemnot, im schlimmsten Fall Apnoe
- Giemen, evtl. einseitiges Atemgeräusch
- Verlegung nur mit Arztbegleitung!

❯ In- und exspiratoratorischer Stridor, Dyspnoe, flache Atmung, schlechter Lufteintritt → V. a. trachealen/laryngealen Fremdkörper → GEFAHR!

- **Sofortdiagnostik**
- Basis-Check (▶ Abschn. 6.3)
- Evtl. seitendifferentes Atemgeräusch (bei einseitiger Hauptbronchusobstruktion)
- Biphasischer Stridor (in- und exspiratorisch) → höchste Gefahr!
- Evtl. wechselndes in- und exspiratorisches Giemen (Ventilmechanismus)

- **Sofortmaßnahmen**

Je nach Größe und Lage des Fremdkörpers kommt es zur unterschiedlich akuten Symptomatik und jeweiligem Procedere (ERC-Algorithmus, ◧ Abb. 6.4)

- **Guter Allgemeinzustand, keine schwere Dyspnoe/ Zyanose, kein Husten**
- Nach kurzem, akutem Erstickungsanfall beim Passieren des Fremdkörpers (FK) der Glottis und Trachea keine relevante Atemnot oder Zyanose → Obstruktion des Hauptbronchus oder eines Segmentbronchus nach Tieferrutschen des FK
- Evtl. einseitiges Atemgeräusch
- Keine präklinischen Sofortmaßnahmen notwendig
- Keine Manipulationen zur Entfernung des FK
- Nicht zum Husten auffordern
- Nüchtern lassen (Zeitpunkt letzte Nahrungsaufnahme?)

❯ Verlegung nur mit Arztbegleitung, da jederzeit Verschlechterung bei sekundärer Lageveränderung des Fremdkörpers entstehen kann!

- **Kind hustet effektiv mit suffizienter Inspiration, keine relevante Dyspnoe/Zyanose**
- Partielle Tracheaobstruktion/laryngeale Lage des Fremdkörpers
- O_2-Vorlage über vorgehaltene Gesichtsmaske
- Biphasischer Stridor? → **Gefahr!**
- Kind weiter husten lassen und »hustend« unter Arztbegleitung in Kinderklinik transportieren → Notfallendoskopie
- Warnzeichen für Verschlechterung:
  - schwächer werdender Husten
  - zunehmende Dyspnoe
  - Bewusstseinsverlust

- Keine Manipulationen zum Versuch der FK-Entfernung → Gefahr der sekundären Lageveränderung mit evtl. Totalobstruktion der Trachea
- Evtl. i. v.-Zugang bei drohender respiratorischer Erschöpfung

❯❯ Auch hierdurch Verschlechterung der Situation durch Aufregung des Kindes möglich, Abwägung sehr schwierig

- Totale Tracheaobstruktion antizipieren (Beatmungsbeutel + -maske, Laryngoskop, Tubus)

- **Ineffektive Atmung und ineffektives Husten, Dyspnoe, Zyanose, Bewusstsein aber noch vorhanden**

KEIN effektives Husten möglich (◘ Abb. 6.4)
- Komplette Trachealobstruktion
- O_2-Vorlage
- Freimachen der Atemwege und des Mund-Rachen-Raumes
- Nicht Mundhöhle »blind« mit den Fingern austasten → Gefahr Schleimhautverletzung mit zusätzlicher Blutung und Gefahr der sekundären Lageveränderung mit Tieferschieben des FK
- Inspektion der Mundhöhle: wenn FK sichtbar → Entfernung FK mit Magill-Zange
- Ggf. Versuch mit forciertem Absaugen (v. a. bei Flüssigkeiten)

Bei ausbleibendem Erfolg: Intrathorakale Druckerhöhung zur Imitation eines Hustenstoßes!
- **Säuglinge (<1. Lebensjahr)**
    - Säugling in Bauch- und Kopftieflage auf den Unterarm legen, Mund mit Fingern offen halten, bis zu 5 kräftige und ruckartige Schläge auf Rücken mit

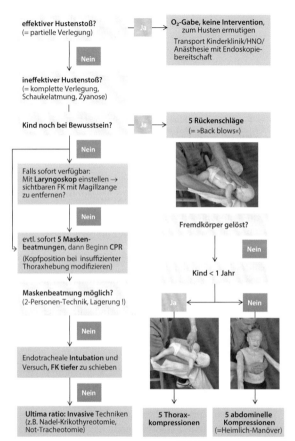

effektiver Hustenstoß?
(= partielle Verlegung)

→ Ja → **O₂-Gabe, keine Intervention,** zum Husten ermutigen

Transport Kinderklinik/HNO/ Anästhesie mit Endoskopie- bereitschaft

ineffektiver Hustenstoß?
(= komplette Verlegung, Schaukelatmung, Zyanose)

Kind noch bei Bewusstsein? → Ja → **5 Rückenschläge** (= »Back blows«)

Nein

Falls sofort verfügbar: Mit **Laryngoskop** einstellen → sichtbaren FK mit Magillzange zu entfernen?

Nein

Fremdkörper gelöst?

Nein

Kind < 1 Jahr

evtl. sofort **5 Masken- beatmungen**, dann Beginn **CPR** (Kopfposition bei insuffizienter Thoraxhebung modifizieren)

Maskenbeatmung möglich? (2-Personen-Technik, Lagerung !)

Ja ← → Nein

Nein

Endotracheale **Intubation** und Versuch, **FK tiefer** zu schieben

Nein

Ultima ratio: Invasive Techniken (z.B. Nadel-Krikothyreotomie, Not-Tracheotomie)

5 Thorax- kompressionen

5 abdominelle Kompressionen (=Heimlich-Manöver)

© Dr. O. Heinzel, Tübingen, Arbeitsgruppe PAEDSIM

■ **Abb. 6.4** Algorithmus zum Vorgehen bei Fremdkörperaspira- tion. (Nach ERC-Leitlinien 2015)

flacher Hand zwischen die Schulterblätter geben
(Backblows)
 – Mund-Rachen-Raum erneut überprüfen und
ggf. sichtbaren FK entfernen
— Bei ausbleibendem Erfolg: In Rücken- und Kopf-
tieflage 5 ruckartige und kräftige Thoraxkompressionen in der unteren Sternumhälfte etwa eine
Fingerbreite oberhalb des Xiphoids (Druckpunkt
wie bei CPR, ca. 1 Kompression pro Sekunde)
 – Mund-Rachen-Raum erneut überprüfen und ggf.
sichtbaren FK entfernen
— Bei Erfolglosigkeit Vorgehen wiederholen (5 Backblows gefolgt von 5 Thoraxkompressionen)

▶ **Kein Heimlich-Manöver bei <1. Lebensjahr
(ungeschützte Oberbrauchorgane mit Gefahr der
Organruptur)!**

— **Kinder (>1. Lebensjahr)**
 — Bis zu 5 kräftige und ruckartige Schläge mit flacher
Hand auf Rücken zwischen die Schulterblätter
geben (Backblows), ggf. Kleinkinder übers Knie/
Schoß legen mit Kopf nach unten)
 – Mund-Rachen-Raum erneut überprüfen und ggf.
sichtbaren FK entfernen
 — Bei ausbleibendem Erfolg: Heimlich-Manöver (Er-
folgsaussicht gering): sitzendes oder stehendes Kind
von hinten umfassen, zur Faust geballte eine Hand
zwischen epigastrischen Winkel und Nabel platzieren, mit anderer Hand umgreifen und ruckartig bis
zu 5 × nach innen und oben in Richtung Zwerchfell
drücken (Alternativ wie beim Säugling Thoraxkompressionen wie zur Reanimation möglich, in
den Reanimationsleitlinien 2015 aber nicht offiziell
empfohlen)

- Mund-Rachen-Raum erneut überprüfen und ggf. sichtbaren FK entfernen
- Bei Erfolglosigkeit Vorgehen wiederholen (5 Backblows gefolgt von 5 Heimlich-Handgriffen)
  - Nach durchgeführtem Heimlich-Manöver auf möglicherweise entstandene intraabdominelle Verletzungen achten → stationäre Abklärung

- **Kind bewusstlos**

Falls die vorangegangenen Maßnahmen nicht erfolgreich sind und das Kind infolge Erstickung/Hypoxie bewusstlos wird oder bereits bewusstlos ist:

- **Insuffiziente Eigenatmung** → assistiertes Maskenbeatmung (2-Personen-Technik unter erhöhtem Inspirationsdruck)
- Bei **Kreislaufstillstand**:
  - CPR mit 5 initialen Beatmungen (Mund-zu-Mund, Mund-zu-Nase, Beutel-Maskenbeatmung mit O_2), wenn keine Thoraxhebung Modifikation der Kopfposition bei jeder Beamtung, 2-Personen-Technik
  - 15 Kompressionen: 2 Beatmungen, bei jedem Mundöffnen zur Beatmung Rachen inspizieren und ggf. sichtbaren Fremdkörper entfernen
- **Ohne Kreislaufstillstand**, aber ohne Eigenatmung: Freimachen der Atemwege und des Mund-Rachen-Raumes (Säugling: Kinn anheben; >1 Lebensjahr: Esmarch-Handgriff)
  - Nicht Mundhöhle »blind« mit den Fingern austasten → Gefahr Schleimhautverletzung mit zusätzlicher Blutung und Gefahr der sekundären Lageveränderung mit Tieferschieben des FK
  - Inspektion der Mundhöhle: wenn FK sichtbar → Entfernung FK mit Magill-Zange
  - Ggf. Versuch mit forciertem Absaugen (v. a. bei Flüssigkeiten)

— Bei fehlendem Lufteintritt forcierte Maskenbeatmung mit ausreichend großem Beatmungsbeutel +
ggf. 2-Personen-Technik → Versuch, den Fremdkörper tiefer in einen der Hauptbronchien zu blasen
oder am FK vorbei zu atmen

❯ Laryngospasmus, Erbrechen, Bradykardie/Herzstill-
stand bei Laryngoskopie!

— **Maskenbeatmung nicht möglich** → Laryngoskopie
  — Laryngoskopie mit Magillzange bei sofortiger Verfügbarkeit ggf. auch schon vor Maskenbeatmung
  — Versuch der Entfernung eines laryngeal, pharyngeal
  oder supraglottisch gelegenen (sichtbaren) FK unter
  Sicht mittels Magillzange
— **Ultima ratio:** orotracheale Intubation mit Tubus und
Mandrin → Beatmungsversuch (zumeist frustran)
  — Versuch, den FK mittels Tubus und Führungsstab in
  einen der Hauptbronchien vorzuschieben (Tubus so
  lange vorschieben, bis Widerstand nicht überwind-
  bar, mögliche Verletzungen von Trachea, Bifurka-
  tion und Hauptbronchus müssen in Kauf genom-
  men werden),
  — anschließend Tubus zurückziehen bis proximal der
  Birfurkation und nach Entfernung des Führungs-
  drahtes beatmen
  — Bei weiterhin ausbleibendem Erfolg Notfall-Tracheotomie (verzweifelte Situation): nur sinnvoll, wenn
  Fremdkörper oberhalb der Tracheotomiestelle liegt
    – Punktionstracheotomie → Lig. conicum mit groß-
    lumiger 14G-Venenkanüle mit aufgesetzter
    Spritze unter ständiger Aspiration punktieren,
    danach Plastik-Kanüle vorschieben, Endstück
    von Tubus 3,5 passt auf Kanüle → Oxygenierung
    möglich, keine Beatmung möglich

– Notfall-Tracheotomie: Längsinzision vom Schild-
knorpeloberrand nach kaudal bis zur Membrana
cricothyroidea mit Einlegen eines Tubus in das
sich öffnende Lumen

❯ **Keine Querinzision am kindlichen Hals!**

■ **Differenzialdiagnosen**

Asthma, Bronchiolitis, Bronchitis, Krupp, Epiglottitis, Diph-
therie, ösophagealer Fremdkörper

■ **Transport**

━ Nächste Kinderklinik mit 24-Stunden-Endokopie-
bereitschaft, bzw. Anästhesie-Abteilung oder HNO-
Abteilung → endoskopische FK-Extraktion
━ Anmeldung Zielklinik
━ Örtliche Gegebenheiten beachten!
━ Nüchtern lassen!

■ **Prinzipien der Weiterbehandlung**

━ Bei Dyspnoe, drohender Ateminsuffizienz, V. a. trachealen oder laryngealen FK → Notfallendoskopie
━ Guter AZ, evtl. mäßige Dyspnoe bei Aufregung: Kind
nüchtern lassen → elektive FK-Extraktion baldmög-
lichst, aber unter optimalen personellen und tech-
nischen Bedingungen!

■ **Bemerkungen**

━ Meist keine Indikation zur endoskopischen Entfernung: Flüssigkeiten, Teigbrösel/Stücke (lösen sich auf,
werden abgehustet), Apfel/Birne ohne Schale
━ Puderaspiration: bei entsprechendem Mechanismus
für Aspiration großer Mengen → frühe endoskopische
Absaugung (bevor Puder quillt)

❯ **Keine Lavage bei Puderaspirationen!**

- Fragliche Aspiration und guter AZ: stationäre Überwachung über Nacht, Versuch der Inhalation von 8 Tr. Sultanol Inhalationslsg. mit 2 ml NaCl 0,9 % p. i., nach 20 min erneut auskultieren (DD Asthma!) → dann Entscheidung, ob Bronchoskopie notwendig
- Hilfreich: Wenn Kind trotz anamnestischem Aspirationsereignis klinisch symptomlos bleibt → Auskultation nach Belastung (= Treppe laufen lassen) → wenn nach Belastung immer noch kein Stridor und Atemgeräusch über beiden Lungen frei → Fremdkörper eher unwahrscheinlich
- Bei verschleppter Diagnose: obstruktive Bronchitis, wiederholte Pneumonien, Abszess, chronischer Husten, Hämoptyse, respiratorische Insuffizienz

6.4.4 Epiglottitis

- **Anamnese & typische Klinik**
- **Schlüsselfrage: HiB-Impfung?** (inbegriffen in 5-fach- und 6-fach-Impfstoffen)
- Bevorzugtes Alter 3–7 Jahre
- Hochakutes Krankheitsbild, kurze Anamnese
- Inspiratorischer Stridor (oft nur sehr leise)
- **Kein** Husten
- **Keine** Sprache, evtl. leise, kloßige Sprache
- Schock
- Sepsis-ähnliches Bild, toxisches Aussehen
- Sitzende, nach vorne gebeugte Haltung
- Typische Kopfhaltung: Vorschieben des Unterkiefers und Überstreckung der Halswirbelsäule (◘ Abb. 6.5)
- Fieber oft >39°C
- Schluckschmerzen
- Speichelfluss (schluckt und spricht nicht wegen Schmerzen)

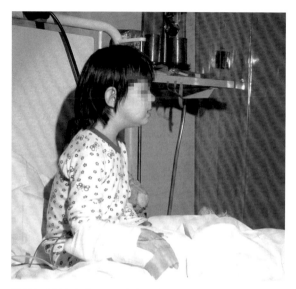

Abb. 6.5 Typische Körperhaltung bei Epiglottitis mit vorge-
schobenem Unterkiefer

━ schlechter Lufteintritt
━ Kleinkinder oft atypischer Verlauf
━ Letzte orale Nahrungs- oder Flüssigkeitsaufnahme?
  Kind isst, trinkt → eher keine Epiglottitis

■ **Sofortdiagnostik**
━ Sofort-Check (▶ Abschn. 6.3)
━ Kriterien: Lufteintritt? Zyanose? Blässe? Klinisch
  respiratorische Erschöpfung?

❯ **Keine invasiven Maßnahmen (keine Racheninspektion, keine Injektion) → Gefahr reflektorischer
Herzkreislaufstillstand.**

- **Basismaßnahmen**
- Beruhigung Kind + Eltern
- Präklinische Therapie
    - O_2 sofort über locker vorgehaltene Maske durch Eltern
    - **Bei stabilem Kind: wenig Manipulationen + schnellstmöglicher, sitzender Transport unter O_2-Vorlage in eine Klinik mit Endoskopiemöglichkeit**
    - Nicht hinlegen, sitzen lassen (Epiglottis fällt im Liegen zurück)!
    - Keine Spatelinspektion!
    - Bei drohender respiratorischer Erschöpfung: assistierte Maskenbeatmung mit hohem Druck in evtl. halbsitzender Position
    - Präklinische Intubation extrem erschwert und gefährlich: deshalb Transport besser unter Maskenbeatmung in nächst gelegene Klinik mit Möglichkeit der endoskopischen Intubation

❯ Bei Ateminsuffizienz kann mittels Beutel-Masken-Beatmung beatment werden (evtl. in halb-sitzender Position)!

- Letzte Rettung: Trachealpunktion (▶ Kap. 7) oder Notfall-Tracheotomie (▶ Kap. 7)

- **Transport**
- Nächste Kinderklinik, bzw. Anästhesie-Abteilung oder HNO-Abteilung (Anmeldung), ggf. Endoskopiebereitschaft

- **Prinzipien der Weiterbehandlung**
- Einleitung Narkose mit Inhalationsnarkotikum (Sevofluran) (im Sitzen), dann i. v.-Zugang, Intensivierung der Narkose und orale Intubation ▶ Kap. 3 und Tabellen in ▶ Kap. 22
- Intubation: orotracheal mit Führungsdraht, Tubus 0,5–1 mm ID kleiner als altersentsprechend

- Cefotaxim: 100 (–200 bei Meningitis) mg/kg/Tag, mindestens 7 Tage i. v.
- Kind gut fixieren (Armschienen), um akzidentelle Extubation zu vermeiden
- Tiefe Sedierung
- Umgebungsprophylaxe: Alle Kleinkinder mit engem Kontakt. Alle Haushaltsmitglieder, wenn 1 Hausbewohner <4 Jahre → Rifampicin 20 mg/kg/Tag für 4 Tage, maximal 600 mg

❯ Nicht bei schwangeren Frauen! Dann alternativ einmalig Ciprofloxacin 500 mg oder Ceftriaxon 100 mg/kg i. m. mit Lidocain.

- **Differenzialdiagnosen**
- Krupp (▶ Abschn. 6.4.1)
- Tracheitis (▶ Abschn. 6.4.5): keine Schluckbeschwerden/Speichelfluss, keine Vorzugshaltung, aber krank, trachealer Husten, ältere Kinder als bei Krupp
- Retropharyngealabszess: kein Husten, Schluckbeschwerden, Lymphknoten am Hals
- Diphterie (sehr selten): sehr krank, süßlicher Geruch aus dem Mund. Reiseanamnese. Keine Impfung?

Tipps und Tricks bei Epiglottitis
- Assistierte Maskenbeatmung (im Sitzen) zur Oxygenierung bei Epiglottitis praktisch immer möglich
- Einsatz von Larynxmaske oder Larynxtubus sinnlos
- Nach Intubationsversuch zusätzliche Schwellung der Epiglottis → bei Unmöglichkeit der Maskenbeatmung Trachealpunktion bzw. Intubation oder Not-Tracheotomie (▶ Kap. 7)
- Bronchoskopische Intubation transnasal ist eine mögliche Alternative.

6.4.5 **Bakterielle Tracheitis**

- **Anamnese & typische Klinik**
- Bevorzugtes Alter 4–10 Jahre
- **Mischung aus Epiglottitis- und Krupp-Symptomen**
- Leichte obere Atemwegsinfektion (Stunden bis Tage) vorausgehend
- Inspiratorischer Stridor
- Bellender Husten
- Hohes Fieber
- Keine Schluckbeschwerden
- Toxisches Aussehen
- Atemwegsobstruktion mit Todesfolge möglich.

- **Sofortdiagnostik**
- Sofort-Check (▶ Abschn. 6.3)
- Kriterien: Lufteintritt? Zyanose? Blässe? Klinisch respiratorische Erschöpfung?

- **Präklinische Therapie**
- O_2-Zufuhr über Nasenbrille/Gesichtsmaske
- Versuch mit Adrenalin: 5 ml 1:1000 pur p. i. (▶ Abschn. 6.4.1)

❯ **Tubusobstruktion häufige Komplikation.**

- Gelegentlich Intubation nötig
    - Viel Eiter abzusaugen
    - Häufig Absaugen: mit 5–10 ml NaCl 0,9 % anspülen, zwischenbeatmen, dann absaugen
    - Bei Erfolglosigkeit: Anspülen mit 5–10 ml NaCl 0,9 % über liegenden Tubus mit Absaugkatheter (Magensonde zum Spülen verwenden → Spritze passt auf Anschluss; bei klassischem Absaugkatheter wird Zwischenadapter benötigt)

- **Prinzipien der Weiterbehandlung**
- Cefotaxim oder Cefuroxim: 100 mg/kg i. v., bei positivem CRP, V. a. bakterielle Infektion
- Versuch der Sekretverflüssigung mit Dornase-alpha (DNAse) (1 Amp 2 × tgl p. i. oder 1:10 verdünnt in den Tubus)
- Ggf. Intubation, Entfernung der Borken per starrer Bronchoskopie (wie bei Fremdkörper) manchmal notwendig

- **Differenzialdiagnosen**

Epiglottitis, Krupp, Diphterie, Fremdkörper, Retropharyngealabszess

6.4.6 Bronchiolitis

- **Anamnese & typische Klinik**
- **Säuglinge 1. Lebensjahr**
- **Winterhalbjahr**
- **Trockener Husten**
- **Tachypnoe**
- **Exspiratorisches Giemen, Knistern**
- Manchmal nur Überblähung, feuchte, feinblasige RGs, Knistern
- Rhinitis
- Blasses Aussehen
- Verlängertes Exspirium
- Nahrungsverweigerung
- Einziehungen/Nasenflügeln
- Evtl. Apnoen (insbesondere bei kleinen Säuglingen)
- Evtl. Zyanose

- **Sofortdiagnostik**
- Sofort-Check (▸ Abschn. 6.3)

- **Präklinische Therapie**
- O_2 sofort 1–4 l über locker vorgehaltene Maske durch Eltern
- Beruhigung der Eltern

❯ **Keine Sedierung wegen möglicher Atemdepression!**

- Oberkörperhochlagerung
- Nasentropfen (Nasivin/Otriven für Säugling 1–2 gtt./ Sprühstöße pro Nasenloch)
- Nüchtern lassen

- **Prinzipien der Weiterbehandlung**
- Stationäre Überwachung
- O_2, Nasentropfen, parenterale Flüssigkeitsgabe
- Versuch mit Adrenalin 1:1000, 2–3 ml pur p. i. oder NaCl 3 % p. i.
- Selten CPAP-Beatmung HFNC oder Intubation notwendig (Indikation: Apnoen, Sättigungsabfälle, Erschöpfung, Bradykardien)

- **Differenzialdiagnosen**
Fremdkörper (plötzlicher Beginn, Fieber, Progredienz), obstruktive Bronchitis, bronchopulmonaler Dysplasie (ehemalige Frühgeborene, kontinuierlicher O_2-Bedarf), allergische Reaktion, frühes Infekt-Asthma (Familienanamnese!) → Versuch mit Betamimetikum + Steroid erlaubt.

6.4.7 Pneumonie

- **Anamnese & typische Klinik**
- Bei gesunden Kindern zumeist Bronchopneumonie mit/ohne obstruktive Komponente
- Pneumonie wird eher gesehen als gehört: Tachypnoe, Hypoxie, Nasenflügeln, Bauchschmerzen bei basaler Pneumonie
- Echte Atemnot deutet eher auf obstruktive Erkrankung (Asthma, obstruktive Bronchitis, Bronchiolitis) oder Erguss/Empyem hin

- **Sofortdiagnostik**
- Sofort-Check (▶ Abschn. 6.3)

- **Präklinische Therapie**
- O_2 sofort 1–4 l über locker vorgehaltene Maske durch Eltern
- Beruhigung der Eltern
- Bei obstruktiver Komponente Inhalationstherapie mit Betamimetika (▶ Abschn. 6.2)
- Nüchtern lassen
- Klinischer Zustand entscheidend: Kind erschöpft sich, Hypoxie (mehr O_2-Bedarf und S_pO_2 trotzdem <92 %), massive Tachypnoe → höchste Gefahr → Intubation

- **Prinzipien der Weiterbehandlung**
- Stationäre Überwachung
- O_2, ggf. Beatmung
- Antibiotische Therapie
- Parenterale Flüssigkeitsgabe
- Ggf. Entlastung Pleuraerguss

- **Differenzialdiagnosen**
Chronische Fremdkörperaspiration

6.5   **Atemnot bei Kindern mit Tracheostoma**

Ursachen von akuter Atemnot und/oder Zyanose bei Kindern mit Tracheostoma

- 1. Kanülendislokation
- 2. Kanülenobstruktion

■   **Sofortdiagnostik**

Kanülenbändchen und Tupfer entfernen, um direkte Sicht auf den Eintritt der Kanüle ins Stoma zu erhalten (nur so kann eine Dislokation sicher ausgeschlossen werden!).

■   **Sofortmaßnahmen**

- Rekanülierung unmöglich → Notfallkanüle (2 halbe Nummern kleiner als normale Kanüle) versuchen
- ansonsten Endotrachealtubus (1 Nummer kleiner) mit Führungsstab oder Beatmung über eine aufgeblasene von außen auf das Stoma aufgelegte Larynxmaske
- Kanülen vor Einführen immer gut anfeuchten
- Zum Absaugen mit NaCl 0,9 % 2–5 ml kräftig anspülen
- Algorithmus zum Vorgehen bei Kanülenzwischenfall (◨ Abb. 6.6)

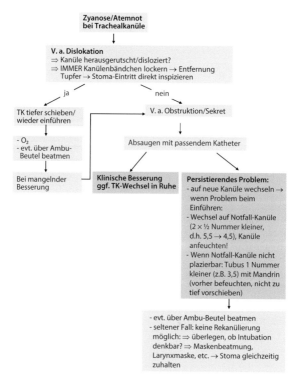

Abb. 6.6 Vorgehen bei Dyspnoe und/oder Zyanose bei Kindern mit Tracheostoma

Atemwegsmanagement, Beatmung, Intubation und Narkose

© Springer-Verlag GmbH Deutschland 2019
T. Nicolai, F. Hoffmann, *Kindernotfall-ABC*
https://doi.org/10.1007/978-3-662-49797-5_7

Häufige Probleme bei Ankunft des Notarztes beim Kind:

- **Atmet nicht/zu wenig/Zyanose**
  - **Erster Schritt meist Atemhilfe**
  - Bradykardie oder Asystolie fast immer Folge einer vorausgegangenen primären Hypoxie! → Therapie = O_2, Beatmung, **nicht**: Atropin/Adrenalin!
  - Ausnahmen: Stromunfall, herzoperierte Kinder, beobachtete Bewusstlosigkeit/Kollaps aus Wachheit (Rhythmusstörung, Long-QT-Syndrom) → Defibrillation und Reanimation

7.1 Initialmaßnahmen bei Atemwegsproblemen

- **Ablauf**

(🔲 Abb. 7.1)

- **1. Atemweg freimachen**
- Ggf. bei Sekret oder Erbrochenem Rachen absaugen (großen Absaugkatheter mit maximalem Sog wählen)

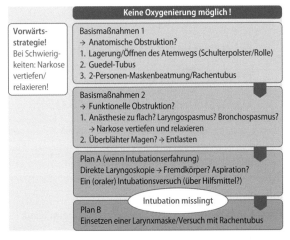

□ Abb. 7.1 Algorithmus zum Atemwegsmanagement beim Säugling/Kind. (Adaptiert nach Schmidt et al. 2014)

 — Unterkiefervorschub (Esmarch-Handgriff, kräftiger Zug in beiden Kieferwinkeln! Auch Säuglinge sind dadurch nicht verletzungsgefährdet!)
 — Kopf je nach Alter überstrecken: Schnüffelstellung beim Säugling, d. h. Überstreckung → je älter desto mehr Überstreckung, ggf. dünne Unterlage unter Schultern positionieren, um prominenten Hinterkopf bei Säuglingen/Kleinkindern auszugleichen, bei Jugendlichen dann Überstreckung wie beim Erwachsenen

■■ 2. Sauerstoffgabe
 — Alle Kinder mit drohender respiratorischer Insuffizienz oder Zyanose müssen sofort Sauerstoff erhalten!
 — Toxizität von O_2 spielt in Notfallsituationen jenseits der unmittelbaren Neonatalzeit keine Rolle!

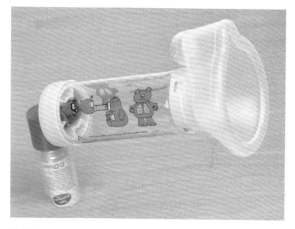

◘ **Abb. 7.2** Inhalalationshilfe Aerochamber mit Gesichtsmaske

━ Bei wachen Kindern Sauerstoffschlauch oder Sauerstoffmaske durch Eltern vorsichtig vor Mund/Nase
   vorhalten lassen
━ Nasenbrillen werden von Kindern schlecht toleriert.
━ Bei Erfolglosigkeit evtl. Versuch mit Sauerstoffmaske
   mit integriertem Reservoir zur Steigerung der inspira-
   torischen O_2-Konzentration (benötigt hohen O_2-Flow,
   damit das Reservoir immer gefüllt ist)

■ ■ **3. Inhalationstherapie**
━ Zumeist Feuchtinhalation mit O_2 über Gesichtsmaske
   mit Verneblertopf
━ Dosieraerosol mit Inhalierhilfe (Aerochamber, ◘ Abb.
   7.2) + Maske/Mundstück, falls vorhanden
━ 4 –6 (–8) Hübe Salbutamol etc. (jeden Hub einzeln
   einsprühen, dazwischen 5–10 Atemzüge leer atmen
   lassen!) (◘ Abb. 7.2)

7.2   Beatmungsverfahren

7.2.1 Mund zu Mund

━━ Mund zu Mund und Nase (Notbehelf, Säuglinge)
━━ Mund zu Mund (Nase zuhalten)

7.2.2 Maskenbeatmung

Standardverfahren, genauso effizient zur Oxygenierung/
Ventilation wie Intubation!

Kernkompetenz in der Notfallversorgung jedes kritisch
kranken Kindes (muss von jedem beherrscht und trainiert
werden!)

- **Beatmungsmasken-Typen**
(◘ Abb. 7.3)
- **Maskengrößen**
- **Beatmungs-Maskengrößen**
(◘ Tab. 7.1),
━━ Einmal-Beatmungsmasken mit weichem, luftgefülltem
   Maskenwulst → gute Abdichtung und bequeme Hand-
   habung

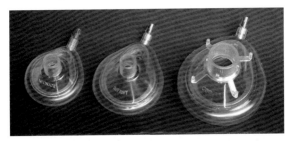

◘ **Abb. 7.3** Maskentypen zur Anwendung bei Kindern

◻ Tab. 7.1 Altersabhängige Beatmungs-Maskengrößen

Größe	Nach Alter (Jahre)	Größe
0	Frühgeborene	Neugeborene
1	Neugeborene	Säuglinge
2	1–3 Jahre (J)	Kleinkinder
3	4–8 J	Kleinkinder/Jugendliche
4	>8 J	Jugendliche

━ Vorhaltung von mindestens 4 verschiedenen Maskengrößen (◻ Tab. 7.1)

■■ **Sonderformen**
━ Gelmasken etc.

■■ **Optimale Maskengröße**
━ Auflagefläche Kinn bis Verbindungslinie zwischen den
  Augen (◻ Abb. 7.4)

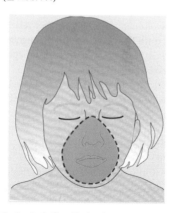

◻ Abb. 7.4 Optimale Auflagefläche der Maske vom Kinn bis zur
Verbindungslinie beider Augen auf dem Nasenrücken

◘ Tab. 7.2 Altersabhängige Größe der Beatmungsbeutel	
Gewicht (kg)	Beutelgröße (ml)
<15	220–250
15–30	500–700
>30	1500–2000

- **Beatmungsbeutel**
- - **Beutelgrößen**

(◘ Tab. 7.2)

- Einmalbeatmungsbeutel zu bevorzugen, erhältlich in den Größen Neugeborene (bis 10 kg), Kinder (bis 30 kg) und Erwachsene (>30 kg)
- **Cave: Gefahr, dass Beatmungsbeutel zu klein** (auf Neugeborenen-Beutel kann verzichtet werden, da problemlos der Kinderbeutel verwendet werden kann)
- Erwachsenenbeutel immer möglich, nur mit 2 Fingern komprimieren: Erfolg nach Thoraxexkursion beurteilen! Tidalvolumen: ca. 10 ml/kg, aber relativ unerheblich, **Ziel: gute Thoraxexkursion**. Pneugefahr gering, da erst ab ca. 30 cm H_2O, jedoch Ösophagussphinkteröffnung ab 18 cm H_2O
- Erwachsenenmaske evtl. um 180 Grad drehen (Nasenende nach kaudal, dann den Kiefer einschließend als Gesichtsmaske verwenden)

- **Durchführung der Maskenbeatmung**
- - **Lagerung**
- Optimale Kopfposition beim Säugling/Kleinkind: »Schnüffelposition« mit diskreter Überstreckung
- Je älter, desto mehr Überstreckung (vorsichtig)
- Zu starke Überstreckung des Kopfes führt zu Atemwegsobstruktion.

▬ Manchmal kann es sinnvoll sein, eine dünne Unterlage unterhalb der Schulterblätter zu positionieren, um prominenten Hinterkopf von Säuglingen/Kleinkindern auszugleichen.

■■ Technik

▬ Maske mit C-Griff dicht halten (C-Griff möglichst zentral am Ansatz der Maske positionieren, um Druck gleichmäßig verteilen zu können)

▬ Mit Mittelfinger und Ringfinger Mandibula leicht nach oben ziehen

❯ Kompression des Mundbodens → Atemwegsobstruktion.

▬ **Kein Sellick-Handgriff** (erschwert Beatmung, verhindert Aspiration nicht, kann die weichen Atemwege des Kindes komprimieren!)

❯ Bei Erfolglosigkeit: Doppel-C-Griff (Fixierung der Maske mit 2 Händen, 2. Person beatmet (◻ Abb. 7.5).

▬ Rachen gut abgesaugt?

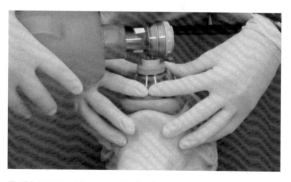

◻ **Abb. 7.5** Zwei-Personen-Maskenbeatmung mit Doppel-C-Griff

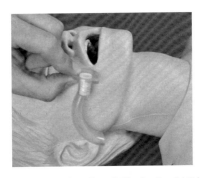

◘ Abb. 7.6 Auswahl der korrekten Größe des Guedel-Tubus

■ **Freihalten der Atemwege durch Guedel-Tubus**

Bei Problemen mit Maskenbeatmung oder mit hohen Beatmungsdrücken beim **bewusstlosen** Kind, große Zunge etc.:

▬ Länge von vorderen Schneidezähnen (Zahnleiste) bis Kieferwinkel (◘ Abb. 7.6)

▬ 90° (oder 180°) gedreht einlegen, dann drehen (◘ Abb. 7.7)

▬ Größen: 000, 00, 0, 1, 2, 3

❯ Bei nicht bewusstlosen/wachen Kindern Gefahr von Erbrechen durch Einlage des Guedel-Tubus.

■ **Typische Fehler bei der Maskenbeatmung**

▬ Falsche Maskengröße (meist zu groß!) → Maske undicht

▬ Falsche Kopfposition (meist zu wenig überstreckt, zu wenig Esmarch) → Atemwegsobstruktion

▬ Zu hohe Tidalvolumina bei Beatmung → Mageninsufflation → bei Beatmungsproblemen Magensonde legen und Luft im Magen absaugen

▬ Kompression des Zungenbodens mit Fingern → Atemwegsobstruktion

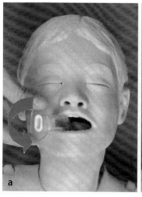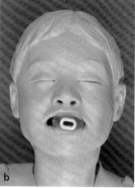

◻ Abb. 7.7a, b Einlage eines Guedel-Tubus mit 90°-Drehung

▬ Wenn Maskenbeatmung nicht möglich/ineffektiv →
an Möglichkeit der Rachenbeatmung oder alternative
Atemwegssicherung mittels Larynxmaske denken
(► Abschn. 7.4)

Tipps und Tricks zur Maskenbeatmung

▬ Die Maskenbeatmung ist die Kernkompetenz und
die Technik zur Notfallversorgung ateminsuffizienter
Kinder!
▬ Bei schwieriger Maskenbeatmung: Doppel-C-Griff
mit 2-Personen-Maskenbeatmung!
▬ Wenn trotz Doppel-C-Griff mit 2-Personen-Masken-
beatmung keine Thoraxhebung sichtbar: Larynxmaske einlegen (muss zumeist gar nicht geblockt
werden, hat hohe Erfolgsquote selbst bei schwierigem Atemweg)!

- **Freihalten der Atemwege durch Wendl-Tubus**
- Vor allem bei oberer Atemwegsobstruktion hilfreich (z. B. psychomotorisch retardierte Kinder, nach Krampfanfall etc.)
- Über liegenden Wendl-Tubus kann auch mittels Maske beatmet werden.
- Wendl-Tuben haben weichere Spitze als ungecuffte Tuben (können im Notfall als Alternative zum Wendl-Tubus benutzt werden).
- Länge von Nasenspitze bis Ohrtragus
- Größen: 8, 22, 26 Ch

7.3   Larynxmaske

- Sehr gut zur Sicherung des Atemwegs in jeder Altersgruppe bis hin zum Frühgeborenen ab 1500 g sowie bei schwierigen anatomischen Verhältnissen (Neugeborene mit Pierre Robin, Gaumenspalte etc.)
- Unter Berücksichtigung der wissenschaftlichen Datenlage und der großen langjährigen klinischen Erfahrung mit der Larynxmaske in der Elektiv- und Notfallanwendung bei Kindern kann derzeit zum alternativen supraglottischen Atemwegsmanagement im Kindesalter ausschließlich die Larynxmaske empfohlen werden (interdisziplinäre konsentierte Stellungnahme DGAI, DIVI, GNPI; Keil et al. 2016) und muss überall dort, wo kritisch kranke Kinder versorgt werden könnten, vorgehalten werden.
- Sehr hohe Erfolgsquote im 1. Versuch mit den verschiedenen verfügbaren Modellen
- Muss in allen verfügbaren Größen vorgehalten werden (1/1,5/2/2,5/3/4)

- Anwendung in jeder Altersgruppe bis hin zum Frühgeborenen ab 1,5 kg und bei Kindern mit schwierigem Atemweg
- Abgewinkelte, gebogene LMA mit vorgeformter L-Form (z. B. LMA Supreme® oder Ambu Aura-i®) bieten gerade bei Säuglingen im Vergleich zur klassischen LMA möglicherweise eine leichtere Positionierung und einen zuverlässigeren Sitz.
- Eine besondere Art der LMA ist die i-gel® (Intersurgical, Sankt Augustin, Deutschland), sie hat keinen aufblasbaren Cuff, der larynxumschließende Anteil besteht aus einem thermoplastischen Elastomer, das durch Körperwärme weicher wird und sich somit der jeweiligen Anatomie anpasst. (Bisher wenig Kinderstudien, aus der klinischen Praxis häufig berichtetes Problem scheint die spontane Dislokationstendenz zu sein.)
- Modelle der 2. Generation (z. B. LMA Supreme, Ambu Aura gain, i-gel) verfügen über die Möglichkeit zur Einlage einer Magensonde. In diesem Fall müssen dann auch hierzu passende Magensonden mitgeführt werden (z. B. 6 F, 10 F und 14 F). Vorteil: Entlastung des gastralen Drucks und Inhalts und damit potenziell niedrigeres Regurgitations- und Aspirationsrisiko.

- **Größen**

(◘ Tab. 7.3)
Maximales Füllvolumen ist auf dem Schaft angegeben, häufig aber ohne weiteres Blocken bereits dicht.

- **Durchführung**
- Mund so weit wie möglich öffnen
- Absaugen
- Zunge entweder mit dem Zeigefinger oder einem Intubationsspatel nach unten wegdrücken

◻ Tab. 7.3 Altersabhängige Größe der Larynxmasken und Füll-volumen

Größe	Körper-gewicht (kg)	Maximale Block-füllung (ml)	Maximale ET-Tubusgröße
1	<5	4–5	3,5
1,5	5–10	7	4,0
2	10–20	10	5,0
2,5	20–30	14	5,5
3	30–50	20	6,5
4	50–70	30	7,5
5	70–100	40	8,0

— LMA orthograd (die meisten Modelle sind bereits vorgewinkelt) einschieben (◻ Tab. 7.3) und Beatmung beginnen (häufig ohne zusätzliches Blocken bereits gute Thoraxexkursion)
— Blocken mit auf dem Cuff angegebener Luftmenge

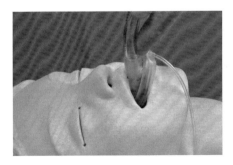

◻ Abb. 7.8 Orthograde Einlage einer Larynxmaske bei Kindern

Häufigster Fehler
- LMA wird nicht tief genug vorgeschoben.
- Bei Größen 1–1,5 häufig Epiglottis mit inkludiert.
- Bei relaxierten Kindern und Beatmung Leck, Obstruktion, CO_2-Anstieg möglich.

7.4 Rachenbeatmung

Besonders üblich/Routine bei Neugeborenen, Säuglingen

- **Technik**
- Altersadäquaten Endotracheal-Tubus transnasal (Länge: Naseneingang–Ohrtragus, Säugling z. B. 5 cm) in den Mesopharynx vorschieben (knapp oberhalb der Uvula positionierte Spitze) (Abb. 7.9)
- Anderes Nasenloch und Mund manuell abdichten

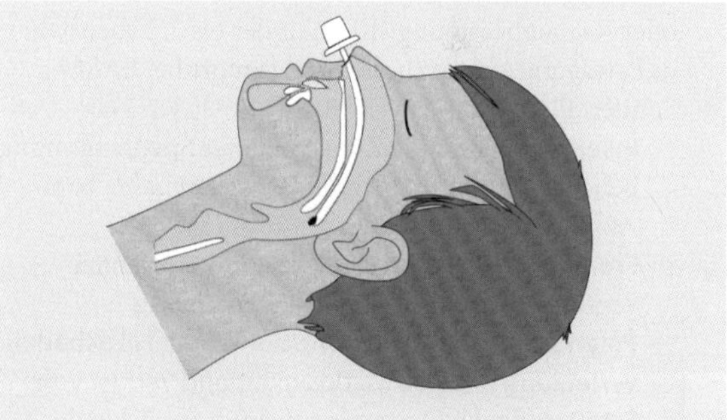

Abb. 7.9 Optimale Tubuslage bei Rachenbeatmung im Mesopharynx knapp oberhalb der Uvula

- **Probleme**
- Tubus zu tief (Ösophagus)
- Rachen nicht freigemacht
- Kein Aspirationsschutz
- Transportbeatmungsmaschinen nur eingeschränkt zur NIV-Beatmung geeignet, CPAP mit Ambubeutel und PEEP-Ventil evtl. mühsam auf dem Transport

Vorteil: Einfach durchzuführen

- **Kontraindikationen**
- V. a. Schädelbasisfraktur
- Gerinnungsstörungen

7.5   Intubation

- **Initiale Entscheidungsfindung**
- **Frage**: Intubation wirklich notwendig?
- Wenn Maskenbeatmung und damit Oxygenierung problemlos möglich → kein direkter Vorteil der Intubation
- Bei mangelnder Erfahrung frühzeitig supraglottische Atemwegssicherung mittels Larynxmaske (LAMA) oder Rachenbeatmung (Kleinkinder bis 2. Lebensjahr) in Erwägung ziehen (hohe Erfolgsquote bei LAMA)
- Sonderfälle
  - **Insektenstich** in die Zunge: solange Spontanatmung lieber O_2 geben, 1:10 verdünntes Adrenalin zum Abschwellen einträufeln
  - **Fremdkörperaspiration:** keine Atemwegsintervention, solange suffiziente Eigenatmung
  - **Polytrauma:** Intubation evtl. notwendig bei **Schädelverletzung mit Bewusstlosigkeit und Verlust von Schutzreflexen** Oxygenierung und ausreichende Ventilation aber auch mit LAMA möglich; selten: um ausreichende Schmerztherapie zu ermöglichen

- **Frage**: Sedierung/Narkose zur Intubation erforderlich?
  - Reanimation
  - Neugeborene direkt nach Geburt: Sedierung nicht erforderlich

- **Checkliste für Intubation**
- Monitoring: EKG und Pulsoxymetrie (mit frequenzmoduliertem Ton, d. h. S_pO_2 an Tonhöhe erkennbar)
- Absauggerät in Betrieb mit starrem Yankauer-Katheter oder dickem oralen Absauger (grün, rot, orange)
- Altersentsprechender Tubus (immer auch 1/2–1 Nummer größer und kleiner bereithalten)
- Führungsstab bei oraler Intubation

❯ Unbedingt vorher mit Gleitmittel oder Aqua/NaCl 0,9% einsprühen → lässt sich ansonsten nach erfolgreicher Intubation evtl. nicht entfernen!), muss mit Spitze innerhalb des Tubus verbleiben!

- Laryngoskop mit Spatel, Spatel nicht zu klein wählen!
- Bei Verfügbarkeit: Videolaryngoskopie routinemäßig einsetzen

❯ Immer Beleuchtung vorher checken!

- Fixierungspflaster, -bandage
- Alternativer Atemweg: altersentsprechende Larynxmaske bereitlegen
- Ggf. altersentsprechender Guedel-Tubus
- Ggf. Spritze zum Blocken des Tubus
- Stethoskop
- Beatmungs-Beutel mit Reservoir + Sauerstoff oder Demand-Ventil
- Kapnometrie, Einmal-CO_2-Detektor (Pedi Cap 1–15 kg, Easy Cap II >15 kg)
- Medikamente vorbereiten und gewichtsadaptierte Dosierungen berechnen/nachsehen

◻ Tab. 7.4 Altersabhängige Größe der Larynxspatel

Alter	Größe
Frühgeborene	0
Neugeborene bis 1 Jahr	1
Kinder>1 Jahr	2
Jugendliche/Erwachsene	3–4

Üblicherweise gerade Spatel <1 Jahr, aber nicht zwingend. Größe: lieber zu groß als zu klein!

Eine Medikamentengabe ist zur Intubation bei nicht komatösem Kind immer notwendig (außer bei der Neugeborenenversorgung direkt nach Geburt) z. B. durch intraossären Zugang, falls kein i. v. Zugang etablierbar.

Medikation zur Intubation bei Kindern siehe Tabellen in ▶ Kap. 7.7 und 22.

- Spatelgrößen
(◻ Tab. 7.4)

- Tubusgrößen
(◻ Tab. 7.5)

- Hinweise zur Verwendung geblockter Tuben
- Tuben mit Cuff Standard bei der Notfallintubation im Kindesalter (früher bis 8 Jahre und Tubus 5,5 immer ungeblockte Tuben wegen Gefahr subglottischer und trachealer Schäden)
- Geblockte Tuben hilfreich bei schwerwiegender respiratorischer Erkrankung/Aspiration, bei zu erwartenden besonders hohen Beatmungsdrücken (hoher PIP/ hoher PEEP)
- Häufiger schon nach erstem Versuch dicht → weniger Intubationsversuche

◘ Tab. 7.5 Tubusgrößen

Alter	Ungeblockt ID in mm	Tubus mit Cuff* ID in mm	Einführtiefe in cm (oral ab Mundwinkel)
Frühgeborene	2,5		8,5
Neugeborene	3,0		9,0
1–6 Mo	3,5	3,0	10,0
1 Jahr	4,0	3,5	12,0
2 Jahre	4,5	4,0	13,0
4–5 Jahre	5,0	4,5	14,0
6–7 Jahre	5,5	5,0	15,0
8–9 Jahre		5,5	16,0
10–11 Jahre		6,0	18,0
11 Jahre		6,5	19,0
14–16 Jahre		7,0	20,0

Außendurchmesser des Kleinfingers = in etwa Außendurchmesser des Tubus.
Merkregel Tubusgröße: 3,5 + Alter:4.
Ungefähre Anhaltszahlen! Größen variieren mit der Größe/Gewicht des Kindes erheblich.
*Bei blockbarem Tubus: Tubus mit kurzem, distal gelegenen (Hochvolumen-Niedrigdruck-) Cuff (z. B. Microcuff, Mallinckrodt Hi-Contour) verwenden, Cuffdruckmessung obligat (<25 cm H_2O!).

- Anwendung von gecufften Tuben mit einem besonders distal und damit tubusspitzennah angebrachten, kurzen Cuff (z. B. Microcuff, Fa. Halyard, früher Kimberly & Clark, Mallinckrodt Hi-Contour, Fa. Covidien)
- Messung des Cuff-Drucks (<25 cmH$_2$O) zwingend erforderlich, muss gut dokumentiert werden, auch bei kurzzeitiger Anwendung!

- Bei korrekter Anwendung keine Gefahr subglottischer oder trachealer Schäden
- Ausnahme: Intubation bei Neugeborenen oder Kindern mit Krupp: Tubus ohne Cuff (ungeblockt) verwenden!
- Größe ungecuffte und gecuffte Tuben (◨ Tab. 7.4)

- **Vorgehen**
- **Notfallintubation auch beim Kind immer orotracheal mit Führungsstab!** (Gefahr der enoralen Blutung bei Verletzung von Adenoiden bei nasalem Intubationsversuch)
- Bei Krupp Tubusgröße 0,5–1 mm kleiner, bei Krupp immer ungeblockten Tubus verwenden!
- Hauptproblem: kurze Apnoetoleranz auch nach Präoxygenierung (<60 sec!) wegen niedriger FRC und hohen O_2-Verbrauchs (Rippen knorpelig, Thorax dadurch weich, Lunge genauso elastisch wie beim Erwachsenen) → Abbruch Intubationsversuch bei Abfall der S_pO_2 <90% oder nach 30 sec.
- Andere Anatomie: Larynx steht viel höher, evtl. durch mit dem Spatel zusammengeschobenen Zungengrund verdeckt → **Larynxspatelspitze am Gaumendach entlang maximal nach dorsal und kaudal so weit wie möglich in die Tiefe schieben, ohne die Zunge dabei nach hinten zu schieben**
- Im Rückzug Aryhöcker vorfallen lassen → dann Stimmlippen exponieren!
- Ggf. Larynxdruck von außen (Kleinfinger linke Hand, oder Hilfsperson – sehr nützlich!)
- Tendenziell BURP (»**b**ackwards, **u**pwards-**r**ightward **p**ressure«), d. h., Larynx von außen nach dorsal kranial und rechts drücken!
- Ggf. bei Säuglingen und Kleinkindern durch weitere Person den Mundwinkel nach lateral ziehen, um Platz zu gewinnen

Tipps und Tricks zur Intubation

- Eine Intubation verbessert die Aussichten der klinischen Erstversorgung/Reanimation nicht zwingend.
- Tubusposition: meist schwarze Markierung am Tubusende. Diese sollte gerade zwischen den Stimmlippen verschwinden.
- Tubus nur mit Führungsstab verwenden (darf nicht über Tubusspitze herausragen, ansonsten Gefahr einer Schleimhautverletzung oder Perforation).
- Tubus mit NaCl 0,9%/Aqua oder Glandosane benetzen, da ansonsten der Führungsstab nach Intubation nicht zu entfernen ist.
- Führungsstäbe nur einmalig verwenden.
- Neuerdings orale Tuben mit bereits integrierten Führungsstäben verfügbar (ab Tubusgröße 5)
- Neuerdings verfügbar: Einmalspatel mit LED-Licht und wiederverwendbarem Griff mit Batterieeinschub oder Einmallaryngoskope.
- Spatel für Laryngoskop nicht zu klein wählen.
- Bei Kindern <1 Lebensjahr: häufig gerader Spatel mit Aufladen der Epiglottis leichter (aber keine generelle Empfehlung, abhängig von eigener Erfahrung und Präferenz).
- Tubus bei Widerstand nicht mit Gewalt tiefer schieben → lieber kleineren Tubus nehmen.
- Tubusgrößen nach Tabelle oder: Außendurchmesser = Durchmesser des Kleinfingers des Kindes!
- Deutlich kleinerer Tubus als nach Tabelle bei Krupp, evtl. auch bei Trisomie 21 (1/2–1 Nummer kleiner).
- Wenn beim **zuvor nicht bewusstlosen Kind Maskenbeatmung möglich**, bei Anästhesie zur Intubation dann plötzlich Beatmung nicht mehr möglich → meist funktionelle Obstruktion (z. B. Laryngospas-

> mus, pharyngealer Tonus oder Thoraxrigidität) →
> **Relaxieren**, dann Maskenbeatmung meist wieder
> möglich (DD: pharyngeale Obstruktion durch Sekret,
> Zunge, Fremdkörper - oder Pneumothorax – sehr
> selten – bedenken).

- Nach Intubation
- Tubus mit 2 dünnen Pflasterstreifen und Mullbinde
  fixieren: 1 Pflasterstreifen von einem Mundwinkel
  kommend 2× um den Tubus führen und dann auf
  anderer Seite an in den Mund geschobener Mullbinde
  fixieren, den 2. Pflasterstreifen von der anderen Seite
  kommend an Mullbinde und Tubus fixieren
- Endtidales CO_2 ($etCO_2$) anbringen (ggf. Einmalkapnometer PediCap/Easy-Cap, ◘ Abb. 7.10a, b)
- S_pO_2 beobachten
- Auskultation bds unterhalb der Mamillen, in beiden
  Axillae und über Magen
- Ggf. Magensonde zur Luftentlastung

> Kommerziell erhältliche Sets zur Tubusfixierung bei
> pädiatrischen Tuben sind unpraktikabel, da hier keine
> sichere Fixierung möglich ist!

- Falls Beatmung durch Tubus nicht möglich
- Einseitiges Atemgeräusch: Tubus vorsichtig zurückziehen
- $etCO_2$ negativ, S_pO_2 tief, fallend → Larynx erneut
  einstellen, evtl. Extubation, Übergang auf Maskenbeatmung oder alternative Verfahren (Larynxmaske,
  Rachenbeatmung ▶ Abschn. 7.4)

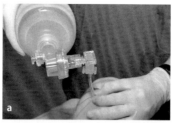

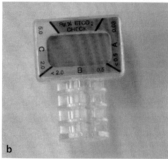

◻ **Abb. 7.10a, b** Einmalkapnometer PediCap

— Bei **nasotrachealer Intubation** (Neugeborene) ggf.
  bei **Fehlversuch** Tubus hinter Uvula zurückziehen →
  Rachenbeatmung → neuer Versuch

❯ Häufigster Fehler: Fehlintubation wird nicht erkannt
  und der Übergang auf erneute nichtinvasive
  Beatmung versäumt (in Studien 9–17 % meist letale
  Fehlintubationen bei Kindern!)

— DD: Pneumothorax

❯ Maskenbeatmung = sicherste Methode zur Oxygenierung des Notfallpatienten.

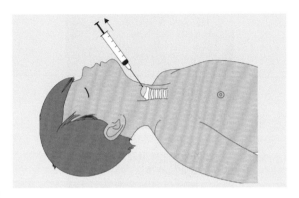

Abb. 7.11 Punktionstracheotomie

7.6 Weder Beatmung noch Intubation möglich

7.6.1 Trachealpunktion

(Abb. 7.11)
- i. v. Venen-Verweilkanüle (Größe 14 G)
- 10 ml-Spritze ansetzen
- Auf Membrana cricothyroidea (zwischen Ring- und Schildknorpel) aufsetzen
- Nach Einstechen in die Haut unter Sog halten, Stichrichtung median, nach kaudal (ca. 45°)
- Sobald Luft in die Spritze einströmt (häufig erst beim Zurückziehen), Plastikkanüle vorschieben und Nadel zurückziehen
- Nach Einbringen der Kanüle in die Trachea: Tubusadapter (von Tubus-Größe 3,5 mm abziehen) → passt auf Luer-Lock-Anschluss der Venenkanüle, darüber Beatmungsbeutel mit Reservoir und maximalen O_2-Flow anschließen

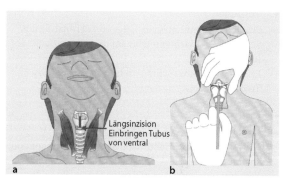

Längsinzision
Einbringen Tubus
von ventral

a   b

◻ **Abb. 7.12a, b** Längstracheotomie

▬ Meist nur Oxygenierung möglich, keine echte tidale Ventilation, ggf. manuelle Unterstützung der Exspiration

Notfall-Tracheotomie

(◻ Abb. 7.12)

▬ Extrem selten nötig, z. B. bei Larynxtrauma. Meist sind die o. g. Maßnahmen erfolgreich!

■ **Problem**

▬ Bei kleinen Kindern winzige Membrana cricothyroidea, daher laterales Abrutschen bei Querinzision → Gefahr der Durchtrennung der lateralen Halsgefäße → daher **immer Längsinzision** (◻ Abb. 7.12)!

■ **Utensilien für Not-Tracheotomie**

▬ Skalpell
▬ Schere
▬ Tubus der entsprechenden Größe
▬ Absauggerät

■   **Vorgehen**
▬   Skalpell → Schnitt median, längs von der Inzisur des Schildkorpels nach unten bis auf den oberen Rand des Ringknorpels.
▬   Endotrachealtubus schräg nach kaudal/dorsal ins Tracheallumen.

■ ■ **Durchführung**
▬   Leichte Überstreckung des Kopfes
▬   Die nichtführende Hand stabilisiert den Kehlkopf und spannt die Haut
▬   Längsinzision über Thyroid mit Längsspaltung des Thyroids
▬   Platzieren des Tubus (Richtung dorsokaudal) in der Trachea

❯ Punktionstracheotomie-Sets bei Kleinkindern unerprobt (bei <8 Jahren nicht durchführbar, erst >12 Jahren zugelassen). Gefahr des Komprimierens der weichen Trachea und ösophageale Lage der Kanüle oder Verletzung von Halsgefäßen.

7.7 Narkose

■   **Ziel**
▬   Verlust von Atemwegskontrolle und Schutzreflexen zur endotrachealen Intubation

■   **Typische Situation**
Narkoseeinleitung bei
▬   Status epilepticus,
▬   respiratorischer Insuffizienz oder
▬   Trauma

- **Typische Probleme**
- Geringe Apnoetoleranz des kindlichen Organismus → Vermeidung von Hypoxie hat höchste Priorität.
- Kurze Apnoetoleranz bei Intubationsversuch → nach maximal. 30 sec oder S_pO_2-Abfall auf <90% Zwischen-beatmung (mit Maske oder Ähnlichem).
- Patienten praktisch nie nüchtern→ Aspirationsgefahr → funktionsbereiten Absauger mit dickem Katheter oder starrem Absauger (Yankauer-Katheter) bereit halten.
- Bei fehlendem i. v.-Zugang im Fall einer Notfall-Nar-koseeinleitung an rasche Anlage eines i. o.-Zugangs denken → alle Medikamente zur Narkoseeinleitung können hierüber gegeben werden (nach jeder Medika-mentengabe mit 5–10 ml NaCl 0,9 nachspülen).
- Bei nicht ausreichend hoch dosierten Narkosemedika-menten erschwerte Intubationsbedingungen durch evtl. iatrogene Komplikationen wie Laryngo- oder Bronchospasmus → Abbruch und Aufwachen-lassen ist wegen Hypoxiedauer unrealistisch in dieser Situation → deshalb immer Relaxierung zur Optimierung der Intubationsbedingungen.
- Falls geringe Übung in Intubation von Säuglingen/Kleinkindern → frühzeitig alternative Atemwegshilfen wie Larynxmaske/Rachenbeatmung erwägen.

7.7.1 Checkliste Narkosevorbereitung

- Monitoring: EKG und Pulsoxymetrie (mit sättigungs-moduliertem Herzfrequenzton, d. h. S_pO_2 an Tonhöhe erkennbar)
- Absauggerät in Betrieb mit starrem Yankauer-Katheter oder großlumigem oralem Absaugkatheter (grün, rot, orange)

— Altersentsprechender Tubus (immer auch ½ Nummer größer und kleiner bereithalten)
— Unbenutzter Führungsdraht

❯ Unbedingt vorher mit Gleitmittel oder Aqua/NaCl 0,9% einsprühen → lässt sich ansonsten nach erfolgreicher Intubation evtl. nicht entfernen.

— Laryngoskop mit Spatel

❯ Immer Beleuchtung vorher checken, Spatel nicht zu klein wählen!

— Fixierungspflaster/-bandage
— Alternativer Atemweg: altersentsprechende Larynxmaske bereitlegen
— Stethoskop, Ambu-Beutel mit Reservoir + Sauerstoff oder Demand-Ventil
— Ggf. altersentsprechender Guedel-Tubus
— Ggf. Spritze zum Blocken des Tubus
— Kapnometrie, Einmal-CO_2-Detektor (Pedi Cap 1–15 kg, Easy Cap II ≥15 kg) oder Nebenstrom-/Hauptstrom-CO_2
— Medikamente vorbereiten und gewichtsadaptierte Dosierungen aus Liste entnehmen

■ **Narkoseablauf (»Rapid Sequence Intubation«)**
— Präoxygenierung über möglichst dicht aufgesetzte Sauerstoffmaske für 3–5 min → Erhöhung der Apnoetoleranz.
— Wenn Präoxygenierung nicht toleriert wird → ggf. Sedierung mit Midazolam zur Narkoseeinleitung vorziehen und dann 3–5 min präoxygenieren
— Trotz fehlender Nüchternheit ist die vorsichtige assistierte Maskenbeatmung nach Verabreichung der Narkosemedikamente vor Intubation bis zur kompletten Relaxierung obligat (Risiko der Hypoxie überwiegt!).

▬ Relaxierung dringend empfohlen, da Intubationsbedingungen dann optimal sind.

▪ **Narkoseeinleitung beim kreislaufinstabilen Patienten/Status asthmaticus/SHT**
(◘ Tab. 7.6)
Kreislaufinstabil = Volumenbedarf, Rekap-Zeit ≥3 sec, arterielle Hypotonie.

▪▪ **Narkosefortführung**
Mit repetitiven Gaben von Midazolam (0,1 mg/kg) und Esketamin(1–2 mg/kg).

▪ **Narkoseeinleitung beim kreislaufstabilen Patienten**
(◘ Tab. 7.7)
Kreislaufstabil = kein Volumenbedarf, Rekap-Zeit <3 sec, RR normal.

▪▪ **Narkosefortführung**
mit repetitiven Gaben von Midazolam (0,1 mg/kg), Thiopental (3 mg/kg) oder Propofol (3 mg/kg)

Tipps und Tricks zur Relaxierung
▬ Anschlagzeit des Muskelrelaxans beachten, vorher kein Intubationsversuch!
▬ Wegen kurzer Anschlagzeit von Esketamin, Thiopental und Propofol Applikation des Muskelrelaxans kurz vor Gabe des Hypnotikums möglich.
▬ Succinylcholin bei nicht nüchternem Patienten mit kürzester Anschlagzeit von ca. 30 sec, kurze Wirkdauer mit ca. 5 min, Kontraindikation bei vorbestehender Muskelerkrankung oder langfristiger Immobilisation.

◘ Tab. 7.6 Narkoseeinleitung des kreislaufinstabilen Patienten

	Dosierung	5 kg	10 kg	20 kg	30 kg
Midazolam					
1 mg/ml	0,1 mg/ kg i. v.	0,5 ml	1,0 ml	2,0 ml	3,0 ml
		+			
Esketamin*					
5 mg/ml	2 mg/ kg i. v.	2,0 ml	4,0 ml	–	–
25 mg/ml	2 mg/ kg i. v.	0,4 ml	0,8 ml	1,6 ml	2,4 ml
plus Relaxierung		+			
Succinylcholin**					
20 mg/ml	1 mg/ kg i. v.	0,3 ml	0,5 ml	1,0 ml	1,5 ml
Rocuronium***					
10 mg/ml	1 mg/ kg i. v.	0,5 ml	1,0 ml	2,0 ml	3,0 ml

*Ggf. Ketamin anstelle von Esketamin mit doppelter Dosierung, bei doppelter Konzentration, aber gleiche Menge in ml.
**Hinweis: Depolarisierend, Wirkeintritt 30–60 sec, Wirkdauer ca. 5 min. Möglichst keine Nachinjektionen, Gefahr: Hyperkaliämie durch Kaliumverschiebung nach extrazellulär, Asystolie, maligne Hyperthermie, Steigerung des Bradyarrythmierisikos bei Hypoxie und Hyperkapnie. Nicht anwenden bei Muskelerkrankungen.
***Hinweis: Nicht depolarisierend, rascher Wirkungseintritt nach ca. 1 min. Cave: lange Wirkdauer mit ca. 30–50 min, Antagonisierung durch Sugammadex (2–4 mg/kg) möglich. Geringeres Nebenwirkungsprofil.

◘ Tab. 7.7 Narkoseeinleitung des kreislaufstabilen Patienten

	Dosierung	5 kg	10 kg	20 kg	30 kg
Fentanyl					
50 µg/ml	3 µg/kg i. v.	0,3 ml	0,6 ml	1,2 ml	1,8 ml
	+				
Thiopental*					
25 mg/ml	5 mg/kg i. v.	1,0 ml	2,0 ml	4,0 ml	6,0 ml
Oder					
Propofol 1 %**					
10 mg/ml	3 mg/kg i. v.	1,5 ml	3,0 ml	6,0 ml	9,0 ml
plus Relaxierung					
Succinylcholin***					
20 mg/ml	1 mg/kg i. v.	0,3 ml	0,5 ml	1,0 ml	1,5 ml
Rocuronium****					
10 mg/ml	1 mg/kg i. v.	0,5 ml	1,0 ml	2,0 ml	3,0 ml

*Hinweis: Manchmal bis 10 mg/kg notwendig, ggf. bei zu wachem Kind 2. Dosis von 5 mg/kg applizieren.
**Hinweis: Manchmal bis 6 mg/kg notwendig, ggf. bei zu wachem Kind 2. Dosis von 3 mg/kg applizieren.
***Hinweis: Depolarisierend, Wirkungseintritt nach 30–60 sec, Wirkdauer ca. 5 min. Möglichst keine Nachinjektionen. Gefahr: Hyperkaliämie durch Kaliumverschiebung nach extrazellulär, Asystolie, maligne Hyperthermie, Steigerung des Bradyarrythmierisikos bei Hypoxie und Hyperkapnie. Nicht anwenden bei Muskelerkrankungen.
****Hinweis: Nicht depolarisierend, rascher Wirkungseintritt nach ca. 1 min. Cave: lange Wirkdauer mit ca. 30–50 min. Antagonisierung durch Sugammadex (2–4 mg/kg) möglich. Geringeres Nebenwirkungsprofil.

- Verbrennung <24 h seit Ereignis ist keine Kontraindikation für Succinycholin.
- Rocuronium alternativ als nichtdepolarisierendes
  Relaxans mit vergleichbar kurzer Ansprechzeit von
  ca. 60 sec, aber lange Wirkdauer von 30–50 min →
  ggf. Antagonisierung mit Sugammadex (sehr teuer).

7.8   Beatmung trotz Intubation/ Tracheotomie nicht möglich

- **Mögliche Ursachen**
- **Fehlintubation!** (Häufig! Diagnose: etCO$_2$, direktes
  Einstellen der Stimmlippen mit dem Spatel, Lage-
  kontrolle.)
- Pressen bei ungenügender Sedierung, Krampfanfall
  (Therapie: Midazolam/Sedierung)
- Verlegung durch Sekret im Tubus/Trachea → Absaugen,
  mit 5–10 ml NaCl 0,9% über Absaugkatheter anspülen!
- Pädiatrische Tuben sind relativ weich → Tubus an
  Rachenhinterwand manchmal abgeknickt
- Bronchospasmus (Auskultation! z. B. durch Aspiration
  ausgelöst oder bei Versorgung eines Asthmaanfalles →
  Thorax überbläht! Therapie: Manuelle **Thoraxkom-
  pression** in der Exspiration, bessere Sedierung,
  Relaxierung, Beta-Mimetika.)
- Thoraxrigidität bei Fentanyl (Prävention: Fentanyl nur
  langsam spritzen. Therapie: trotzdem hochfrequent mit
  niedrigen Tidalvolumen beatmen, abwarten, Relaxie-
  rung.)
- Pneumothorax (seitendifferenter [Hemi-]Thorax,
  leises Beatmungsgeräusch, hoher Beatmungsdruck,
  Blutdruckabfall, Schock) → bei ernstlichem Verdacht,

passendem Mechanismus: Probepunktion (z. B. mit Straußkanüle) in 2./3. ICR medioklavikulär.

- Via falsa (besonders bei Früh-/Neugeborenen, nach Kanülenzwischenfällen: Hautemphysem, Pneumothorax, Pneumoperitoneum): Tubus zurückziehen, neue Intubation oder Versuch mit Maskenbeatmung.
- Fremdkörper in den zentralen Atemwegen (tiefer schieben, d. h., Tubus bis zur Carina und darüber hinaus so weit wie möglich vorschieben – »blind«, wieder in normale Position zurückziehen. Beatmen/exspiratorische Thoraxkompression wie bei Asthma).
- Trachealstenose (Therapie: hohe Beatmungsdrucke akzeptieren, manuelle Thoraxkompression in der Exspiration) (Ausschlussdiagnose).

7.9 Kanülenzwischenfall bei Kindern mit Tracheostoma

▶ Abschn. 6.3.

7.10 Sonstige Atemhilfen/ Intubationshilfen

7.10.1 Larynxtubus

In unserer Erfahrung und nach publizierten Studien beim schwierigen Atemweg des kleinen Kindes deutlich schlechter als die Larynxmaske. Bisher wenig Erfahrung und publizierte Daten (v. a. für Kinder <2 Jahre und <10 kg KG nicht einsetzbar), daher nicht verwenden!

7.10.2 Videolaryngoskopie

- Findet zunehmend auch in der Notfallmedizin bei Kindern Einsatz (Vorteil: verbesserte Sicht auf die laryngealen Strukturen).
- Erfolg in der praktischen Anwendung hängt von Training ab.
- Systeme ohne Tubusführung mit Mac- bzw. Miller ähnlichen Spateln mit integrieter Optik sinnvoll für die Notfallversorgung von Kindern; die Erfahrung mit Systemen mit integrierter Tubusführung ist bei Kindern limitiert.
- Kein Videolaryngoskop mit einem klaren Vorteil gegenüber dem anderen.

- **Problem**
- Laryngoskopie ≠ Intubation (optische Achse vs. »instrumentelle« Achse) → Einsatz von stark angulierten Systemen nur sinnvoll für die Intubation bei Kindern mit abweichender Anatomie und in der Hand des Erfahrenen.

- **Verfügbare Systeme für den Einsatz bei Kindern**
- **C-Mac System** (Fa. Storz, direkte und indirekte Sicht)
  - Miller-Spatel: Größe Nr. 0 und Nr. 1
  - Macintosh-ähnlicher Spatel: Nr. 2
  - pediatric D-Blade (stark anguliert, ab ca. 10 kg sinnvoll anzuwenden)
- **GlideScope** (obligat indirekte Sicht)
  - Größe Nr. 0 (<1,5 kg)
  - Nr. 1 (1,5–3,6 kg)
  - Nr. 2 (1,8–10 kg)
  - Nr. 2,5 (10–28 kg)
- **Airtraq** (Einmalspatel mit Optik, obligat indirekte Sicht mit Tubusführung, wenig Erfahrung bei Kindern)

- Größe Nr. 0 („infant", Tubusgrößen 2,5–3,5)
- Größe Nr. 1 (»Pediatric«, Tubusgrößen 3,5–5,5)
- **McGrath Series 5** (obligat indirekte Sicht)
  - Spatellänge veränderbar (laut Hersteller ab 5 Jahre)
- **Medan VL** (sowohl mit als auch ohne Tubusführung)
  - Größe Nr. 0–1 und Nr. 1–2

Tipps und Tricks zur Videolaryngoskopie
- Adäquate Narkosetiefe, inkl. Relaxierung.
- Absaugen **vor** Insertion des Videolaryngoskops.
- Einführung, bzw. Positionierung des Videolaryngoskops primär in der Mittellinie.
- Bei Spateln ohne Führungsschiene häufiges Problem: gute Darstellung der Glottis im Videolaryngoskop, Tubus lässt sich aber nicht plazieren → Anpassung des Führungsstabes an die Krümmung des Videolaryngoskops.
- Tubus von möglichst lateral inserieren (**Cave:** unter visueller Kontrolle bis zu Passage der Gaumenbögen) und im Verlauf nach medial rotieren.
- Verzicht auf gute Darstellung der Glottis zugunsten von Überblick.

Tipps und Tricks zum Atemwegsmanagement
- Alternative Atemwege wie Guedel-Tubus, Larynxmaske und Rachenbeatmung sind beim Kind äußerst hilfreich. Übung erwerben durch regelmäßiges Training!
- Videolaryngoskopie zur verbesserten Darstellung der laryngelaen Struktuen findet in der Kindernotfallmedizin zunehmend Verbreitung.

— Nottracheotomie fast nie erforderlich! Wenn, dann längs statt quer! Tracheotomiesets kaum erprobt, wegen Weichheit und Kleinheit der Trachea Gefahr der ösophagealen Lage/Perforation.
— Standardvorgehen bei Problemen vorher überlegen + üben!

7.11 Anwendung von Beatmungsgeräten bei Kindern in der Notfallmedizin

Die Zahl der in der präklinischen Notfallmedizin verwendeten Geräte, welche für eine Beatmung von Kindern verwendet werden, ist klein. In der Regel sind sie nicht für eine NIV-Beatmung geeignet. Im Folgenden werden die jeweiligen Geräte kurz vorgestellt Hierbei wird neben der zugelassenen Altersbegrenzung vor allem auf die altersabhängigen praktischen Einstellungen am Gerät fokussiert.

Es wird eine praktikable und sichere Initialeinstellung angegeben, die dann ggf. je nach Thoraxexkursionen, S_pO_2 und evtl. gemessene pCO_2 geändert werden muss (◻ Tab. 7.8). Bei mangelnder Thoraxexkursion nach Ursache suchen (Tubus abgeknickt, Tubusdislokation, Sekretobstruktion) und ggf. Beatmungsdruck erhöhen bis Thoraxexkursionen suffizient.

◻ **Tab. 7.8** Allgemeine Beatmungseinstellungen

Atemzugvolumen	6–8 ml/kg
AMV	200 ml/kg/min
PEEP	4–6
p_{max}	20–(25)
F_iO_2	nach S_pO_2

◼ **Tab. 7.9** Babylog 2000 (Fa. Dräger)		
Beatmungsmuster	IPPV	
Gewicht	<3 kg	3–6 kg
Alter	Neugeborenes	Bis maximal 1 Jahr
1. p_{insp} (mbar)	15–(20)	15–(20)
2. PEEP (mbar)	3–5	4–6
3. Tin (sec)	0,3–(0,5)	0,5
4. Tex (sec)	0,7–(1,0)	1,0
5. %O_2	40–60 %	40–60 %
6. Atemfrequenz f/min (durch Tin und Tex festgelegt)	40	30–40

In der Praxis sind verschiedene Beatmungsgeräte im Einsatz

- **Babylog 2000**
(◼ Tab. 7.9, ◼ Abb. 7.13)

■ ■ **Besonderheiten**
- Der Babylog 2000 ist ein Beatmungsgerät für Früh- und Neugeborene bis 6 kg Körpergewicht.
- Im Rettungsdienst findet der Babylog hauptsächlich in Verbindung mit dem Transportinkubator 5400 der Fa. Dräger Verwendung.
- Durch die Trägheit des Gerätes werden Veränderungen der Beatmungsparameter digital ca. 17 Sekunden später angezeigt (Quelle: http://www.draeger.com/DE/de/).

- **Medumat Standard a**
(◼ Tab. 7.10, ◼ Abb. 7.14)

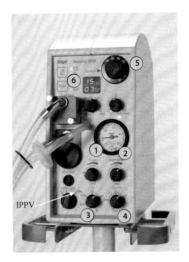

IPPV

☐ **Abb. 7.13** Babylog 2000 (☐ Tab. 7.9). (Mit freundlicher Genehmigung der Firma Dräger)

☐ **Tab. 7.10** Medumat Standard a (Fa. Weinmann)				
Beatmungs-muster	IPPV, SIMV			
Gewicht	7–10 kg	10–20 kg	20–30 kg	30–40 kg
Alter	<1 J	1–5 J	5–10 J	10–16 J
1. AMV (l/min)	3	4	5	6
2. Frequenz/min	40	30	25	20
3. P_{max} (mbar)	20–25)	20–25)	20–25)	20–25)

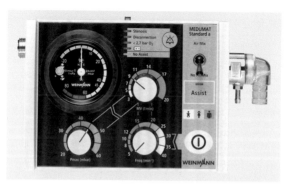

□ Abb. 7.14 Medumat Standard a (s. auch **□** Tab. 7.10).
(Mit freundlicher Genehmigung der Firma WEINMANN Emergendy
Medical Technology GmbH Co. KG)

■■ Besonderheiten
- Der Medumat Standard a ist anwendbar ab einem
  Mindestgewicht von ca. 7 kg, da minimales AMV 3 l/
  min → bei AF 40/min = 75 ml Atemzugvolumen =
  10 ml/kg
- PEEP-Beatmung nur mit adaptiertem Ventil im Exspi-
  rationsschenkel möglich
- Bei Stellung Air Mix wird atmosphärische Luft zuge-
  mischt, sodass sich i. d. R. eine O_2-Konzentration
  zwischen 55 % und 85 % bei 10 mbar Beatmungsdruck
  einstellt (Quelle: http://www.weinmann.de/)
- Farbkodierung: Kleinkind (gelb) 10–30 kg, Kind
  (orange) 30–60 kg, Erwachsener (braun) 60–110 kg

Tab. 7.11 Medumat Standard[2] (Fa. Weinmann)

Beatmungs- muster	IPPV, CPAP, nur als Sonderoption aPCV			
Gewicht	5–10 kg	10–20 kg	20–30 kg	30–40 kg
Alter	<1 J	1–5 J	5–10 J	10–16 J
1. PEEP	↑6	↑6	↑6	↑6
2. p_{max} (mbar)	20–(25)	20–(25)	20–(25)	20–(25)
3. Vt (ml)	50–80 (6–8 ml/kg)	80–160 (6–8 ml/kg)	120–240 (6–8 ml/kg)	180–320 (6–8 ml/kg)
4. Frequenz/min	40	30	25	20
5. %O_2	21%, AirMix, 100%	21%, AirMix, 100%	21%, AirMix, 100%	21%, AirMix, 100%

6. **Notfallmodus Kleinkind** (ca. 10 kg): PEEP 0 mbar, P_{insp} 15 mbar, AF 30/min., Vt 100 ml).

7. **Notfallmodus Kind** (ca. 25 kg): PEEP 0 mbar, P_{insp} 15 mbar, AF 20/min., Vt 200 ml).

- **Medumat Standard[2]**

(Tab. 7.11, Abb. 7.15)

Besonderheiten

- Bei volumenkontrollierter Beatmung sind Beatmungs- volumina ab 50 ml möglich. Das Gerät ist nicht geeig- net für die Beatmung von Neonaten.
- VT minimal 50 ml bis 2000 ml, nur in 50-ml-Schritten verstellbar (für Einsatz bei Kindern sehr großes Inter- val)
- aPCV nur bei Kauf der Zusatzoption möglich
- F_iO_2 21%, AirMix oder 100%
- Bei Stellung Air Mix wird atmosphärische Luft zuge- mischt, sodass sich i. d. R. eine O_2-Konzentration

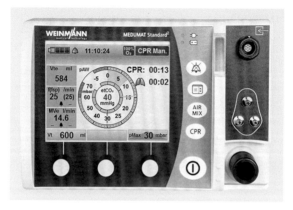

Abb. 7.15 Medumat Standard² (s. auch **Tab. 7.11**).
(Mit freundlicher Genehmigung der Firma WEINMANN Emergendy
Medical Technology GmbH Co. KG)

zwischen 55 % und 85 % bei 10 mbar Beatmungsdruck
einstellt (Quelle: http://www.weinmann.de/)

━ Farbkodierung: Kleinkind (gelb) 10–30 kg, Kind
(orange) 30–60 kg, Erwachsener (braun) 60–110 kg

■ **Medumat Transport**
(■ Abb. 7.16, ■ Tab. 7.12)

■■ **Besonderheiten**

━ I:E nicht >1:2

━ Der Medumat Transport dient zur kontrollierten und
assistierten Beatmung von Personen ab einem Atemvo-
lumen von 50 ml → Einsatz ab Mindestgewicht von
5 kg (= 10 ml/kg/Atemzug).

━ Bei Umschaltung von »Air Mix« auf »No Air Mix« erhöht sich aufgrund der ausgeschalteten Injektoreinheit

◻ Tab. 7.12 Medumat Transport (Fa. Weinmann)

Beatmungs-muster	SIMV, PCV, IPPV			
Gewicht	5–10 kg	10–20 kg	20–30 kg	30–40 kg
Alter	<1 Jahr	1–5 Jahre	5–10 Jahre	10–16 Jahre
1. PEEP	4–6	4–6	4–6	4–6
2. P_{max} (mbar)	20–(25)	20–(25)	20–(25)	20–(25)
3. Vt (ml)	50–80 (6–8 ml/kg)	80–160 (6–8 ml/kg)	120–240 (6–8 ml/kg)	180–320 (6–8 ml/kg)
4. Frequenz/min	40	30	25	20
5. %O_2	21–100 %	21–100 %	21–100 %	21–100 %

6. **Notfallmodus Kleinkind** (ca. 10 kg) in jedem Beatmungsmodus verfügbar (PEEP 0 mbar, P_{max} 20 mbar, I:E 1:1,7, f 30/min, Vt 100 ml). Nicht denkbar bei <5 kg, da minimales Vt 50 ml

7. **Notfallmodus Kind** (ca. 25 kg) in jedem Beatmungsmodus verfügbar (PEEP 0 mbar, P_{max} 25 mbar, I:E 1:1,7, f 20/min, Vt 200 ml)

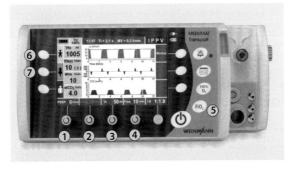

◻ Abb. 7.16 Medumat Transport (s. auch ◻ Tab. 7.12). (Mit freundlicher Genehmigung der Firma WEINMANN Emergendy Medical Technology GmbH Co. KG)

das Atemminutenvolumen (AMV) im Rahmen der zulässigen Toleranzen. Dies könnte aber zur Überschreitung des eingestellten Drucklimits führen und damit den Stenosealarm auslösen. Stellen Sie das Atemminutenvolumen entsprechend geringer ein (Quelle: http://www.weinmann.de/).

- **Oxylog 3000**
(■ Abb. 7.17, ■ Tab. 7.13)

■■ **Besonderheiten**

— Beim Oxylog 3000 beträgt das minimale Tidalvolumen Vt 50 ml → Einsatz bei Mindestgewicht von 5 kg, da dann immerhin Vt 10 ml/kg/Atemzug.

— Das dargestellte Modell besitzt nicht die Option O_2-Mischung. Dadurch kann nur 60 % oder 100 % eingestellt werden.

— Bei Modellen mit der Option O_2-Mischung kann kontinuierlich zwischen 40 % und 100 % gewählt werden (Quelle: http://www.draeger.com/DE/de/).

■ **Tab. 7.13** Oxylog 3000 (Fa. Dräger)

Beatmungsmuster	SIMV			
Gewicht	5–10 kg	10–20 kg	20–30 kg	30–40 kg
Alter	<1 J	1–5 J	5–10 J	10–16 J
1. Vt (ml)	50–80 (6–8 ml/kg)	80–160 (6–8 ml/kg)	120–240 (6–8 ml/kg)	180–320 (6–8 ml/kg)
2. Frequenz/min	40	30	20	20
3. P_{max} (mbar)	20–(25)	20–(25)	20–(25)	20–(25)
4. %O_2	60–100 %	60–100 %	60–100 %	60–100 %

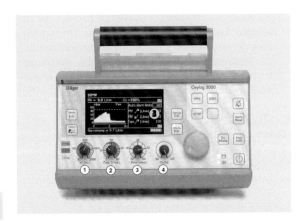

■ **Abb. 7.17** Oxylog 3000 (s. auch ■ Tab. 7.13). (Mit freundlicher Genehmigung der Firma Dräger)

■ **Hamilton T1**
(■ Abb. 7.18, ■ Tab. 7.14)

■ **Tab. 7.14** HAMILTON T1 (HAMILTON MEDICAL)				
Beatmungs-muster	SIMV, PCV, NIV			
Gewicht	5–10 kg	10–20 kg	20–30 kg	30–40 kg
Alter	<1 J	1–5 J	5–10 J	10–16 J
1. PEEP	4–6	4–6	4–6	4–6
2. p_{max} (mbar)	20–(25)	20–(25)	20–(25)	20–(25)
3. Vt (ml)	50–80 (6–8 ml/kg)	80–160 (6–8 ml/kg)	120–240 (6–8 ml/kg)	180–320 (6–8 ml/kg)
4. Frequenz/min	40	30	25	20
5. %O_2	21–100%	21–100%	21–100%	21–100%
Tidalvolumen 20–2000ml, F_iO_2 21–100 %; lückenlos einstellbar				

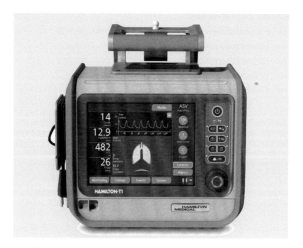

Abb. 7.18 HAMILTON T1 (. Tab. 7.14). (Mit freundlicher Genehmigung der Fa. HAMILTON MEDICAL)

■ **Oxylator HD**
(**Abb. 7.19**)

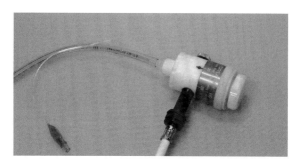

Abb. 7.19 Oxylator HD

- - **Besonderheiten**
- Sauerstoffbetriebenes Notfall-Beatmungsgerät
- Einsetzbar ab 10 kg
- Keine Energiequelle notwendig
- Bisher wenig Erfahrung bei Kindern
- **Funktionsweise**
  - Automatischer Modus:
    - Drucksauerstoff wird an Gerät angeschlossen, Sauerstoff wird über Tubuskonnektor bis zum Erreichen des eingestellten Druckniveaus in Lungen geblasen, nach Erreichen des Druckniveaus
    - Umschalten des Ventils in passive Exspiration, nach Beendigung der Exspiration Beginn mit neuer Inspiration
  - Manueller Modus:
    - Inspiration durch aktives Betätigen des Sauerstoffdruckknopfs
    - Nach Loslassen Umspringen in passive Exspiration
  - Rückmeldungen bei Undichtigkeit der Maske, Leckagen oder Atemwegsverlegung
- Drucklimitierung auf 15–30 cmH$_2$O
- Totraum 22 ml
- Inspiratorische Durchflussmenge maximal 30 l/min
- I:E-Verhältnis: 1:1 bis 1:2
- PEEP ca. 2–4 cm H$_2$O
- Praktische Anwendung
  - Oxylator an Drucksauerstoff und Tubuskonnektor anschließen
  - Initiale Druckeinstellung: 15 cm H$_2$O im automatischen Modus → je nach Thoraxexkursion ggf. Steigerung auf 20, 25 oder 30 cm H$_2$O
  - Wenn bei 30 cmH$_2$O keine suffiziente Thoraxexkursion sichtbar → Oxylator HD nicht einsetzbar (könnte auch Leckage oder Verlegung sein)

Vorsicht

- Bei zu schnellem Erreichen des Druckniveaus Gefahr der Hyperventilation wegen hoher Atemfrequenz → ggf. Umstellung auf manuellen Modus oder optional über Minute-Ventilation-Changer den Fluss reduzieren.
- Bei hörbarem »Klacken« Atemwegsverlegung → Atemwege freimachen, Tubusobstruktion, Tubus abgeknickt?
- Wenn sich kein Druck aufbaut bzw. der Beatmungszyklus beginnt, ist dies ein Zeichen
- von undichter Maske oder Leckage beim Tubus-Cuff.

— Beatmungsfrequenz selbstanpassbar

❯ Bei Einsatz des Oxylators EMX: Drucklimitierung 20 bis maximal 45 cm H_2O

Mehr Informationen unter www.oxylator.com oder www.cprmedic.com

Literatur

Keil J, Jung P Schiele et al. (2016) Interdisziplinär konsentierte Stellungnahme zum Atemwegsmanagement mit supraglottischen Atemwegshilfen in der Kindernotfallmedizin. Anaesthesist 65: 57–66

Schmidt AR et al. (2014) The paediatric airway. Eur J Anaesthesiol EJA 31: 293–299

Kardiale Notfälle

© Springer-Verlag GmbH Deutschland 2019
T. Nicolai, F. Hoffmann, *Kindernotfall-ABC*
https://doi.org/10.1007/978-3-662-49797-5_8

8.1 Rhythmusstörungen

8.1.1 Alarmierungsgrund

- Säugling mit Tachykardie: grau, blass, trinkt nicht mehr für Stunden/Tage
- Älteres Kind mit plötzlichem Kollaps aus Wachheit (z. B. Romano-Ward-Syndrom, Long-QT) → Reanimation oder spontane Besserung
- Kind/Jugendlicher mit plötzlichem Herzrasen

8.1.2 Allgemeines

- Altersabhängige Normwerte nur schwer zu merken und individuell sehr unterschiedlich (▶ Kap. 21)
- Im Gegensatz zum Erwachsenen: Rhythmusstörungen meist lange toleriert
- Kinder zumeist kardial gesund → selten maligne Rhythmusstörungen wie Kammerflimmern oder pulslose ventrikuläre Tachykardie
- Wichtigste Frage: **hämodynamische Relevanz**?
    - Pulse tastbar?
    - Schlechte Perfusion: Rekap-Zeit ≥3 sec, Blässe → beginnender Schock

— Bewusstseinsstörung?

— Evtl. Herzinsuffizienzzeichen (gestaute Halsvenen, Lebergröße ↑)

❯ Schnellstmöglich EKG-Monitor oder Defibrillator anbringen

— **Rhythmusanalyse: 3 entscheidende Fragen:**

  — 1. Herzrhythmus schnell oder langsam?

  — 2. Herzrhythmus regelmäßig oder unregelmäßig?

  — 3. QRS-Komplexe schmal (≤0,08 sec) oder breit (>0,08 sec)?

■ **Allgemeines Vorgehen bei Rhythmusstörung** (◻ Abb. 8.1)

— **Nie alleine die Herzfrequenz therapieren, sondern immer nur den klinischen Zustand!** (z. B. Kind 2 Jahre, ansprechbar, S_pO_2 94 %, HF 30/min → keine Therapieindikation; Säugling 3 Monate, bewusstlos, S_pO_2 95 %, HF 30/min → symptomatische Bradykardie mit zerebraler Minderperfusion mit dringlicher Behandlungsindikation)

— Vorerkrankungen? (WPW-Syndrom, angeborener AV-Block, Z. n. Herz-OP, Dauermedikation?), meistens sind Arztbriefe vorhanden.

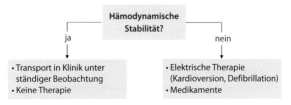

◻ **Abb. 8.1** Therapeutisches Vorgehen bei Rhythmusstörung

8.2 Tachykardie

- Typische klinische Situationen
- Reduzierter Allgemeinzustand, Blässe, Schwitzen, Trinkunlust, Dyspnoe

---

Wichtige DD
- Erfordernistachykardie bei Sepsis
- Hypovolämie, Fieber
- Schmerzen (häufig)
- SVT

- Bei ventrikulärer Tachykardie evtl. auch Schockzeichen bis zum Kreislaufstillstand → DD: WPW, Kammertachkardie (selten, nach Herz-OP)

- Allgemeines
- Zumeist: Schmalkomplextachykardie (Sinustachykardie, SVT), Prädilektionsalter paroxysmale supraventrikuläre Tachykardie (pSVT): 50 % 1. Lebensjahr
- Selten: Breitkomplextachykardie (ventrikuläre Tachykardie, SVT mit abberanter Überleitung, z. B. Long-QT, nach Herz-OP/Sternotomienarbe?)

8.2.1 Therapeutisches Vorgehen bei Tachykardie

(◘ Abb. 8.2)
- Lagerung mit erhöhtem Oberkörper
- Monitoring S_pO_2 und EKG
- Ggf. O_2-Vorlage 2–4 l/min (über Maske/Nasenbrille)
- Weiterer Handlungsbedarf nur bei hämodynamisch instabiler Tachykardie (= bewusstseinsgestörtes Kind,

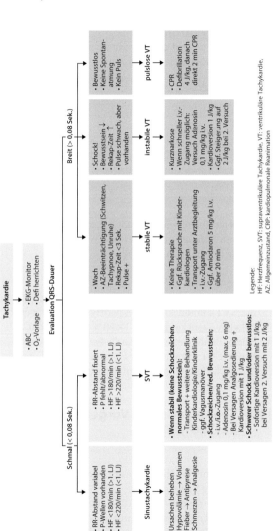

Tachykardie

- ABC
- O₂-Vorlage
- EKG-Monitor
- Defi herrichten

Evaluation QRS-Dauer

Schmal (< 0,08 Sek.)

- RR-Abstand variabel
- P-Wellen vorhanden
- HF <180/min (>1. LJ)
- HF <220/min (<1. LJ)

Sinustachykardie

- Ursachen beheben
  - Hypovolämie → Volumen
  - Fieber → Antipyrese
  - Schmerzen → Analgesie

- RR-Abstand fixiert
- P fehlt/abnormal
- HF >180/min (>1. LJ)
- HF >220/min (<1. LJ)

SVT

- **Wenn stabil (keine Schockzeichen, normales Bewusstsein):**
  - Transport + weitere Behandlung Kinderkardiologie/Kinderklinik
  - ggf. Vagusmanöver
- **Schockzeichen/red. Bewusstsein:**
  - i.v./i.o.-Zugang
  - Adenosin 0,1 mg/kg i.v. (max. 6 mg)
  - Bei Versagen Analgosedierung + Kardioversion mit 1 J/kg
- **Schwerer Schock und/oder bewusstlos:**
  - Sofortige Kardioversion mit 1 J/kg, bei Versagen 2. Versuch mit 2 J/kg

Breit (> 0,08 Sek.)

- Wach
- AZ-Beeinträchtigung (Schwitzen, Tachypnoe, Unruhe)
- Rekap-Zeit <3 Sek.
- Pulse +

stabile VT

- Keine Therapie
- Ggf. Rücksprache mit Kinderkardiologen
- Transport unter Arztbegleitung
- i.v.-Zugang
- Ggf. Amiodaron 5 mg/kg i.v. über 20 min

- Schock!
- Bewusstsein ↓
- Rekap-Zeit ↑
- Pulse schwach, aber vorhanden

instabile VT

- Kurznarkose
- Wenn schneller i.v.-Zugang möglich: Versuch Adenosin 0,1 mg/kg i.v.
- Kardioversion 1 J/kg
- Ggf. Steigerung auf 2 J/kg bei 2. Versuch

- Bewusstlos
- Keine Spontanatmung
- Kein Puls

pulslose VT

- CPR
- Defibrillation 4 J/kg, danach direkt 2 min CPR

Legende:
HF: Herzfrequenz, SVT: supraventrikuläre Tachykardie, VT: ventrikuläre Tachykardie, AZ: Allgemeinzustand, CRP: kardiopulmonale Reanimation

◘ Abb. 8.2 Therapeutisches Vorgehen bei Tachykardie im Kindesalter

Rekap-Zeit ≥3 sec) → sehr selten, Tachykardie zumeist
gut und lange toleriert.

▶ Wichtigste differenzialdiagnostische Frage:
QRS-Komplexe schmal oder breit?

8.2.2 Schmalkomplextachykardie (QRS ≤0,08 Sek.)

(▣ Abb. 8.2, links)

- Diagnostische Faustregel
- Falls Herzfrequenz:
  - <220/min (<1. Lebensjahr)
  - <180/min (>1. Lebensjahr) → V. a. Sinustachykardie
    → Ursache wie Fieber, Schmerzen, Hypovolämie,
    Sepsis, etc. behandeln
- Falls Herzfrequenz:
  - >220/min (<1. Lebensjahr)
  - >180/min (>1. Lebensjahr) → V. a. supraventrikuläre
    Tachykardie (SVT)

- Therapeutisches Vorgehen bei SVT
- Wenn stabil (= normales Bewusstsein, Rekap-Zeit
  <3 Sek.):
  - Transport + weitere Behandlung Kinderkardiologie/
    Kinderklinik
  - Vagus-Manöver (nur bei größerem Kind prakti-
    kabel), EKG-Dokumentation!
    – Tief einatmen lassen, Luft anhalten, Pressen wie
      bei Stuhlgang
    – Luftballon aufblasen lassen
    – Trinken von eiskaltem, kohlesäurehaltigem
      Wasser

◻ Tab. 8.1 Dosierung Adenosin

Adenosin (1 mg/ml)	5 kg	10 kg	20 kg	30 kg
1. Dosis: 0,1 mg/kg	0,5 ml	1,0 ml	2,0 ml	3,0 ml
2. Dosis: 0,2 mg/kg	1,0 ml	2,0 ml	4,0 ml	6,0 ml
3. Dosis: 0,3 mg/kg	1,5 ml	3,0 ml	6,0 ml	9,0 ml

Verdünnung: Adenosin 3 mg/ml Originallösung: 2ml (= 6mg) + 4 ml NaCl 0,9 % verdünnen → Konzentration 1 mg/ml.

◻ Tab. 8.2 Gewichtsabhängige Einstellung bei Kardioversion

Kardioversion	5 kg	10 kg	20 kg	30 kg
1. Versuch 1 J/kg	5 J	10 J	20 J	30 J
Ab 2. Versuch 2 J/kg	10 J	20 J	40 J	60 J

  – Diving-Reflex: kaltes Tuch auf Auge/Stirn/Nase
    (v. a. für Säuglinge)

❯ **Nie** Druck auf Augen-Bulbus!

▬ **Wenn beginnende Dekompensation** (= reduzierter
  AZ/apathisch + Rekap-Zeit ≥3 Sek.): selten!
  ▬ Sofort i. v./i. o.-Zugang
  ▬ Adenosin (z. B. Adrekar, ◻ Tab. 8.1)
    – 2 ml = 6 mg
    – Über herznahe Vene (linke Ellenbeuge/linke
      Hand) oder notfalls über i. o.-Zugang injizieren,
      danach mit 10 ml NaCl 0,9 % »im Schuss« nach-
      spülen, kurze Halbwertszeit
    – Immer unter laufendem EKG applizieren
    – Defibrillationsbereitschaft (4 J/kg)/**Pacer-Bereit-
      schaft** → Klebelektroden vorher aufkleben
▬ **Wenn dekompensiert** (=bewusstlos, schwerer Schock,
  Rekap-Zeit ≥3 sec): sehr selten! → **Kardioversion**
  (◻ Tab. 8.2)

— Vorzugsweise über Klebeelektroden (empfohlen)
— <10 kg: Kinderelektroden/Kinderpaddles
— Dosis 1 J/kg (an Gerät nächstmögliche, einstellbare Dosis wählen)
— Ab 2. Schockabgabe 2 J/kg
— EKG-Ableitung über Elektroden oder Paddles wählen
— Haut-Feuchtigkeit vor Schockabgabe beseitigen
— Defibrillationsbereitschaft (4 J/kg), **Pacer-Bereit- schaft**
— Reanimations-Bereitschaft
— Wenn bewusstlos: keine Narkose
— Wenn wach → Analgosedierung für Kardioversion notwendig (auch intranasal möglich, ▶ Kap. 3 »Anal- gosedierung und ▶ Kap. 7.7 Narkose«)

❯ Immer R-Zacken-Synchronisation bei Kardioversion (sync-Taste) aktivieren!

8.2.3 Breitkomplextachykardie (QRS >0,08 Sek.)

(◘ Abb. 8.2, rechts)
— **Ohne Puls:** pulslose ventrikuläre Tachykardie → Reanimationsalgorithmus defibrillierbarer Rhythmus: Defibrillation 4 J/kg + CPR ▶ Kap. 5, (▶ Kap. 18.2, ▶ Kap. 22, ◘ Tab. 8.3)
  — Dosis mono- oder biphasisch 4 J/kg als Einzel- schock
  — Nach Defibrillation sofortiges Weiterführen der CPR-Basismaßnahmen für 2 min, dann erneute Rhythmuskontrolle
  — Thoraxkompressionen während Laden des Defibrillators fortführen (maximale Unterbrechung 5 Sek.)

◻ **Tab. 8.3** Schockstärke bei Defibrillation

Defibrillation	5 kg	10 kg	20 kg	30 kg
4 J/kg Einzelschock	20 J	40 J	80 J	120 J

━ **Mit Puls**: Therapeutisches Vorgehen je nach Symptomen:
  ━ **Stabiler AZ** (= wach, milde Allgemeinsymptome, Pulse +, Rekap-Zeit <3 sec)
    – »Scoop and run«
    – Rücksprache Kinderkardiologie
    – Arztbegleiteter Transport
    – i. v.-Zugang (jedoch keine Verzögerung des Transportes bei Misserfolg)
    – Amiodaron erwägen (◻ Tab. 8.4), besonders wenn beginnend instabil: 5 mg/kg i. v. als Kurzinfusion über 20 min (als Bolus nur bei Kreislaufstillstand!)
  ━ **Instabiler AZ** (= Bewusstseinseintrübung, Rekap-Zeit ≥3 sec, schwache Pulse):
  ━ Ggf. Versuch **Adenosin 0,1 mg/kg i. v.** zur evtl. Demaskierung einer supraventrikulären Tachykardie mit abberanter Überleitung
  ━ Ansonsten direkt Analgosedierung für Kardioversion

◻ **Tab. 8.4** Dosierung Amiodaron

Amiodaron	Dosierung	5 kg	10 kg	20 kg	30 kg
Rhythmus-störung	5 mg/kg i. v. über 20 min	0,5 ml	1,0 ml	2,0 ml	3,0 ml

150 mg=3 ml → Konzentration 50 mg/ml

☐ Tab. 8.5 Einstellung Kardioversion				
Kardioversion	5 kg	10 kg	20 kg	30 kg
1. Versuch: 1 J/kg	5 J	10 J	20 J	30 J
Ab 2. Versuch: 2 J/kg	10 J	20 J	40 J	60 J

- ═══ Analgosedierung ▸ Kap. 3.2
- ═══ **Kardioversion** (☐ Tab. 8.5)
  - – Vorzugsweise über Klebeelektroden
  - – Dosis 1 J/kg (an Gerät nächstmögliche einstellbare Dosis wählen)
  - – Ab 2. Schockabgabe 2 J/kg
  - – EKG-Ableitung über Elektroden oder Paddles wählen
  - – <10 kg Kinderelektroden/Kinderpaddles
  - – Feuchtigkeit vor Schockabgabe beseitigen

8.3   Bradykardie

- ■ **Typische klinische Situationen**
- ═══ <60/min, bei gutem AZ (wach, gute S_pO_2, Rekap-Zeit <3 sec) → kein Handlungsbedarf
- ═══ <60/min bei Säugling/Kind und schlechte Perfusion (blass, bewusstlos, Schockzeichen) → Herzdruckmassage erforderlich. Präklinisch extrem selten (DD: angeborener AV-Block beim Neugeborenen, selten nach Herz-OP)

- ■ **Allgemeines**
- ═══ Bradykardie selten primär kardial, zumeist hypoxisch bedingt

❯ Hypoxie als Ursache immer ausschließen!
(z. B. bei blassem, zentralisierten Säugling und
schlecht ableitender Sättigung!)

— An Intoxikation (z. B. β-Blocker), Medikamenten-
nebenwirkungen oder sehr selten an Anaphylaxie
(paradoxe Bradykardie v. a. bei Insektengiftallergie)
denken (vagale Ursache → Atropin-Effekt zu erwarten)!
— Vorerkrankungen? Vor-OPs, Schrittmacher?
— DD: Sinusbradykardie, AV-Blockierungen, Sinus-
knotendysfunktion
— Selten beim Neugeborenen → vor allem wenn die
Mutter einen systemischem Lupus erythematodes hat
(AV-Block III)

8.3.1   Therapeutische Maßnahmen bei Bradykardie

❯ Bei Bradykardie <60/min und Bewusstlosigkeit:
Herzdruckmassage (▶ CPR-Algorithmus wie bei
Asystolie/PEA ▶ Abschn. 5.2.1, ◧ Abb. 8.3)

— Bei Hypoxie → O_2-Vorlage und ggf. Maskenbeatmung
— Rhythmustherapie indiziert bei symptomatischen
bradykarden Rhythmusstörungen = reduziertes
Bewusstsein, Schockzeichen mit Rekap-Zeit ≥3 sec.

▪ **Präklinische Therapie**
— **1. Stufe:** Versuch mit **Atropin** 0,02 mg/kg bei vermuteter vagaler Genese (◧ Tab. 8.6), nicht wirksam bei
AV-Block III°
— **2. Stufe**: Bei Persistenz der Bradykardie mit Bewusstseinseinschränkung und/oder Schockzeichen (Rekap-
Zeit ≥3 Sek.)

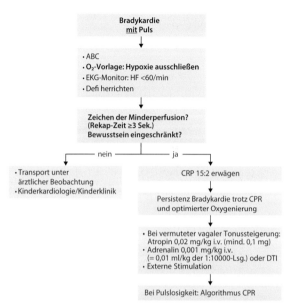

Abb. 8.3 Therapeutisches Vorgehen bei Bradykardie im Kindesalter

The figure shows the following content:

Bradykardie mit Puls

- ABC
- **O₂-Vorlage: Hypoxie ausschließen**
- EKG-Monitor: HF <60/min
- Defi herrichten

Zeichen der Minderperfusion? (Rekap-Zeit ≥3 Sek.) Bewusstsein eingeschränkt?

nein —— ja

nein:
- Transport unter ärztlicher Beobachtung
- Kinderkardiologie/Kinderklinik

ja:
CRP 15:2 erwägen

Persistenz Bradykardie trotz CPR und optimierter Oxygenierung

- Bei vermuteter vagaler Tonussteigerung: Atropin 0,02 mg/kg i.v. (mind. 0,1 mg)
- Adrenalin 0,001 mg/kg i.v. (= 0,01 ml/kg der 1:10000-Lsg.) oder DTI
- Externe Stimulation

Bei Pulslosigkeit: Algorithmus CPR

▫ **Tab. 8.6** Dosierung Atropin				
Atropin 0,5 mg/ml	5 kg	10 kg	20 kg	30 kg
0,02 mg/kg i. v.	0,2 ml	0,4 ml	0,8 ml	1,0 ml

- → **Adrenalin** 0,001 mg/kg i. v. (= 1/10 der Reanimationsdosis) oder
- **Dauertropfinfusion** 0,1 µg/kg/min (▫ Tab. 8.7)
- **3. Stufe**: Falls Persistenz der Bradykardie mit Bewusstseinseinschränkung und/oder Schockzeichen (Rekap-Zeit ≥3 sec) → **Externe Stimulation (Pacing)**

◻ Tab. 8.7 Dosierung Adrenalin

Adrenalin 1:10.000	5 kg	10 kg	20 kg	30 kg
0,001 mg/kg i. v. Bolus	0,05 ml	0,1 ml	0,2 ml	0,3 ml
Oder				
Adrenalin-DTI (1 mg ad 50 ml NaCl 0,9 %)	**5 kg**	**10 kg**	**20 kg**	**30 kg**
0,1 µg/kg/min i. v.	1,7 ml/h	3,3 ml/h	6,7 ml/h	10,0 ml/h

- Kinder-Klebeelektroden verwenden
- Eine Elektrode präkordial, die andere Elektrode zwischen Schulterblätter
- Pacermodus am Defibrillationsgerät wählen
- Schrittmacherfrequenz 80–100/min
- Beginn mit Stromstärke 40 mA
- Stromstärke steigern bis regelmäßige Kammerkomplexe im EKG auftreten
- Pulskontrolle A. femoralis (bei A. brachialis und A. carotis Verwechslung möglich durch stimulaionssynchrone Muskelkontraktionen) oder Monitoring Pulswelle in Pulsoxymetrie
- Ggf. Analgosdierung (auch intranasal!) ► Kap. 3 »Analgesie/Analgosedierung«

8.4   Sonderfälle

8.4.1   Synkope

- **Allgemeines**
- Kurz dauernder, spontan reversibler Anfall von Bewusstlosigkeit → bei Eintreffen zumeist wieder bei Bewusstsein → Evaluation HF, S_pO_2 und RR → Abklärung Klinik
- Häufig, 15–20 % <18. Lebensjahr erleiden eine Synkope
- 6 Monate–4 Jahre: ca. 2–5 % erleiden Reflexsynkopen
- 2. Häufigkeitsgipfel 9–16 Jahre
- Wichtigste DD: Rhythmusstörung (Long-QT), Hypoglykämie, Krampfanfall

- **Kurzanamnese**
- Kardial bedingte Synkopen im Kindesalter selten, ▶ Übersicht »Warnzeichen für kardiale Synkopen«

❯ Hohe Mortalität bei kardialer Synkope im Kindesalter!

Warnzeichen für kardiale Synkopen
- Synkope als Reaktion auf inadäquaten Auslöser: Lärm, Schreck, Kälte, Kontakt mit kaltem Wasser, extremer psychischer Stress
- Synkope während oder kurz nach körperlicher Anstrengung
- Synkope im Liegen
- Positive Familienanamnese für plötzlichen Herztod <30 Jahre (auch ungeklärter Ertrinkungstod oder Verkehrsunfall)
- Bekannte funktionelle oder strukturelle Herzerkrankung (Kardiomyopathie, kardiale Voroperationen/ -erkrankungen, Marfan-Syndrom etc.)

- Äußere Faktoren wie z. B. Schmerz, langes Stehen, überfüllte Räume, Massenhysterie, ansonsten gesund → **vasovagale Synkope**
- Venöses Pooling nach Aufstehen oder Bücken, Prodromi wie Schwarzwerden vor den Augen, bekannte Hypotonie, rasches Erholen im Liegen → **orthostatische Synkope**
- Hitzeexposition (Hitzeohnmacht)
- DD: Anaphylaxie nach Insektenstich, Desensibilisierung, Nahrungsmittelallergie → manchmal pathologische Bradykardie

- **Sofortdiagnostik (wenn noch bewusstlos!)**
- EKG, S_pO_2, RR
- Bei anhaltender Bewusstlosigkeit: BZ-Messung → bei nachgewiesener Hypoglykämie → **Glukose 20 %, 2,5 ml/kg oder Glukose 10 % i. v., 5 ml/kg!**
- Temperaturmessung (Hitzeohnmacht)

- **Sofortmaßnahmen**
- Schocklagerung (Trendelenburg = Beine hoch)
- Frischluftzufuhr, O_2-Gabe
- Bei ausbleibender Besserung i. v.-Zugang mit Infusion
- Ggf. Atropin 0,02 mg/kg i. v. bei Bradykardie

Transport: Bei unklaren Fällen, länger dauernder Synkope oder Vorliegen von Warnzeichen → stationäre Abklärung

8.4.2 Elektrounfall/Stromunfall

- **Niederspannungsunfälle (<1000 V) → häufig, aber selten tödlich**
- Typischer Fall: zumeist Unfall mit Haushaltsstrom (220 V) mit Steckdose → selten Arrhythmien, Atemstillstand oder Verbrennungen
- Warnzeichen: anamnestisch Bewusstseinsverlust, schwere Verbrennungen mit Stromeintritts- oder Austrittsmarke
- 12-Kanal-EKG-Analyse zum Ausschluss von Rhythmusstörungen
- Bei Vorliegen von Rhythmusstörungen i. v.-Zugang legen

- **Hochspannungsunfälle (>1000 V) → selten, häufig Komplikationen/Tod**
- Typischer Fall: Spielen auf Eisenbahnwaggons/Strommast
- Eigensicherung: Sicherheitsabstand einhalten (mindestens 4 m), Unterbrechung des Stromflusses durch Bahnpersonal, Freigabe abwarten
- Häufig Sekundärschäden durch Verletzung beim Herabfallen vom Masten/Schleudern von Waggons durch Lichtbogen
- HWS-Immobilisierung
- Kontinuierliches EKG-Monitoring
- **Häufig Herzrhythmusstörungen (Kammerflimmern > Asystolie)**, zumeist Kammerflimmern → Defibrillation 4 J/kg + CPR, bei Asystolie Adrenalin 0,01 mg/kg i. v. (► Kap. 18.2)
- **Günstige Prognose** → Reanimation und weitere Therapie auch bei ausbleibendem initialem Erfolg weiterführen!

- Kriterien für ZNS-Schädigung (weite, lichtstarre Pupillen etc.) nicht verwertbar, da häufig bizarre Neurologie
- Große und häufig tiefe Verbrennungen → Lokaltherapie

8.4.3   Das herzoperierte Kind

- **Allgemeine Prinzipien**
- Alle herzoperierten Kinder haben lebenslang ein erhöhtes Risiko für das Auftreten von Herzrhythmusstörungen.
- Bei herzoperierten Kindern immer nach »normaler« Raumluftsättigung fragen, evtl. Briefe zeigen lassen (eine S_pO_2 von 70 % kann für das Kind z. B. normal sein).
- Frühzeitige telefonische Kontaktaufnahme mit behandelndem Zentrum.
- Bei Operationen nach Glenn/Fontan liegt eine univentrikuläre Situation vor, der venöse Rückstrom zum Herzen wird direkt in die Pulmonalarterien geleitet. → Passiver Fluss in Lunge und damit pulmonaler Blutfluss stark abhängig von pulmonalem Druck (Vorsicht vor PEEP, Auto-PEEP, zu hohem Beatmungsdruck oder -frequenz).
- Bei lebensbedrohlich eingeschränkter Hämodynamik nach Glenn/Fontan → evtl. Profit von erhöhtem O_2-Angebot → Verbesserung der pulmonalen Perfusion.
- Bei Reanimationssituationen keine spezifischen, vom generellen Vorgehen abweichende Reanimationsmaßnahmen notwendig.

8.4.4 Hypoxämischer Anfall bei Fallot-Tetralogie

- **Allgemeines**
- Typischer Fall: Bekanntes Vitium mit rechtsventrikulärer Ausflusstraktobstruktion (Subpulmonalstenose), in der Regel Säuglinge vor OP.
- Oft in Ruhe gute Sättigung (= »pink Fallot«).
- Anfälle meist aus dem Schlaf heraus, nach einer Mahlzeit und bei Aufregung, Pressen, Volumenmangel, warmem Bad.
- Klinik: Unruhe, Erregtheit, Hyperventilation, zunehmende Zyanose, Tachykardie, Verschwinden des Systolikums (fehlendes pulmonales Austreibungsgeräusch), Lethargie, fahlgraues Hautkolorit; Bewusstseinstrübung, -verlust, Krampfäquivalente mit spontanem Erwachen nach Sekunden bis Minuten.
- Dauer meist Sekunden bis wenige Minuten, aber auch letale Verläufe.
- Erster Blausuchtsanfall → hochdringliche OP-Indikation.

- **Therapie**
- **1. Stufe**
  - Kind beruhigen, evtl. flach auf den Arm nehmen und Knie-Thorax-Position (»Hockstellung«, »Klappmesser-Griff«)
  - O_2; wenn kein Effekt:
  - Sedierung
    - Diazepam: 5–10 mg rektal oder
    - Midazolam 0,3 mg/kg intranasal oder
    - Midazolam 0,5 mg/kg buccal
- **2. Stufe**
  - Morphin: 0,1 mg/kg s. c.
  - i. v.-Zugang legen, Morphindosis i. v. wiederholen

- NaCl 0,9 %, Ringer-Acetat, balancierte VEL: rasch 10–20 ml/kg, evtl. wiederholen!
- **3. Stufe**
  - Narkose (Fentanyl, Relaxierung, 100 % O_2 und Volumenbolus)

❯ **Bei Morphingabe auf die Atmung achten!**

Schock

© Springer-Verlag GmbH Deutschland 2019
T. Nicolai, F. Hoffmann, *Kindernotfall-ABC*
https://doi.org/10.1007/978-3-662-49797-5_9

9.1 Alarmierungsgrund

Bewusstloses oder schlaffes Kind, oft nach/während Infekt, auch nach Trauma (▸ Kap. 14).

9.2 Diagnostik

Kapillarfüllungszeit (= Rekap-Zeit) am Stamm/Stirn ≥ 3 Sek., Warm-kalt-Grenze Extremitäten, Tachykardie, S_pO_2 vermindert, nicht weckbar, desorientiert, RR vermindert

❯ Säuglinge/Kleinkinder haben trotz schwerer Schock-situation häufig noch normale systolische Blutdruck-werte (lange Kompensation), RR-Messung in dieser Altersgruppe außerdem sehr schwierig bis präklinisch fast unmöglich! → **Rekap-Zeit über Stirn/Sternum als spezifischer und sehr frühzeitiger Schockparameter.**

9.3 Ursachen

▬ Hypovolämie z. B. bei/durch: Trauma (v. a. Milzruptur, ▸ Kap. 14), Gastroenteritis mit Dehydratation, Verbren-nung, diabetische Ketoazidose

- Hämorrhagischer Schock: GI-Blutung, Trauma
- Septischer Schock: Meningokokkensepsis, gram-
negative Sepsis (Neugeborene, late-onset-Formen der
Neugeborenensepsis bis Ende des 3. Lebensmonats
möglich), Staphylokokken-Schock-Syndrom
- Kardiogener Schock: Kardiomyopathie, Myokarditis,
Rhythmusstörung, Perikardtamponade, selten:
Spannungspneumothorax
- Distributiver Schock: Anaphylaxie

9.4   Initiale Schocktherapie

9.4.1   Erstmaßnahmen

❯ — Unabhängig von der Ursache → Ablaufschema
(◰ Abb. 9.1)
— Entscheidend ist die rasche Korrektur der intrava-
salen Hypovolämie
– Schocklagerung
– i. v.-Zugang, frühzeitig intraossär!
— Ziel
– Normalisierung Rekap-Zeit <3 sec
– Wiedererlangung des Bewusstseins

9.4.2   Volumengabe

- Kristalloide, isotone Lsg., z. B. Ringer-Acetat, VEL,
NaCl 0,9 %, o. Ä.
- Menge: rasch **20 ml/kg als Bolus (mittels 50 ml Per-
fusorspritze »aus der Hand«,** ◰ Abb. 9.1), evtl. auch
mehrfach **wiederholen** bis 60–100–150 ml/kg/h (**bis
Besserung/Normalisierung der Rekap-Zeit**), ◰ Tab. 9.1

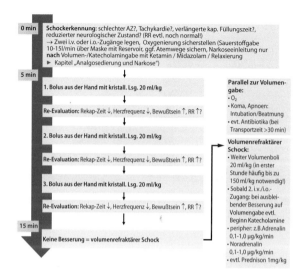

Abb. 9.1 Algorithmus zum Vorgehen bei Schock im Kindesalter

--- **Erfolgsmonitoring**
   - Rekap-Zeit ↓
   - Herzfrequenz ↓
   - Kältegrenze Extremitäten wandert in Richtung distal

Tab. 9.1 Dosierung Volumengabe bei Schock

Schock-therapie	Dosie-rung	5 kg	10 kg	20 kg	30 kg
Ringer-Acetat NaCl 0,9%/ VEL	20 ml/kg aus der Hand	100 ml	200 ml	400 ml	600 ml

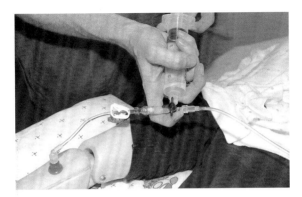

☐ **Abb. 9.2** Spritzen des Volumenbolus »aus der Hand« über i. o.-
Zugang und 50 ml-Perfusorspritze

- Neurostatus besser
- S_pO_2 besser
- Blutdruck ↑
- **Probleme:**
    - Volumenüberladung → feuchte Rasselgeräusche, O_2 ↓
    - → ggf. Intubation, Adrenergika

9.4.3 Katecholamine

- Wenn nach Volumenloading noch nicht stabil → früh-
zeitig an Adrenerikagabe denken (☐ Tab. 9.2)
- **Im Notfall Katecholamingabe auch über peripheren
Zugang!**
- Niemals Narkoseeinleitung ohne Volumenloading und
laufenden Katecholaminen
    - **Noradrenalin** (= Arterenol): 0,1–1,0 µg/kg/min
    (besonders, wenn peripher warm, eher selten!)
    - **Adrenalin** (= z. B. Adrenalin): 0,1–1,0 µg/kg/min

◼ Tab. 9.2 Dosierung Adrenalin-DTI					
	Dosie-rung	5 kg	10 kg	20 kg	30 kg
Adrenalin 1 mg ad 50 ml NaCl 0,9%	0,1 µg/kg/min i. v.	1,7 ml/h	3,3 ml/h	6,7 ml/h	10,0 ml/h

━ Im präklinischen Setting ohne Wissen über kardiale Situation **Adrenalin-DTI** sicherste Alternative
━ **Adrenalin 1 mg ad 50 ml NaCl 0,9% → Gewicht in kg: 3 = Laufgeschwindigkeit ml/h = 0,1 µg/kg/min**

9.4.4 Weitere Therapieoptionen

━ Prednison 1 mg/kg erwägen, wenn septischer Schock Volumen- und Adrenergika-resistent ist und keine andere Ursache dafür erkennbar ist, obligat bei Vortherapie mit Steroiden (Anamnese!).
━ Wenn unter Volumenloading keine Stabilisierung oder Verschlechterung (= Rekap-Zeit ↑, HF ↑) auch denken an:
  – Kardiogenen Schock (Hepatomegalie, feuchte Rasselgeräusche Lunge, gestaute Halsvenen) und
  – Spannungspneumothorax (einseitiges AG, gestaute Halsvenen).
━ Parallel dazu überlegen:
  – Respiration
    – O_2
    – Beatmung: nach klinischer Indikation, aber eher früh (Indikationen: S_pO_2-Abfälle, Koma).
  – Bei Narkoseeinleitung vorzugsweise nur Esketamin 2 mg/kg i. v. anwenden

- Blutzucker messen, ggf. Hypoglykämie behandeln
- Sonstige Möglichkeiten bei Versagen der o. g. Maßnahme und V. a. myokardiale Ursache: Dobutamin 5–15(–20) μg/kg/min
- Arginin-Vasopressin (wenn Vasodilatation nicht auf Noradrenalin reagiert): 0,0003–0,002 IE/kg/min
- Seltene Ursache, dann Vorsicht mit Volumenloading: z. B. dilatative Kardiomyopathie/Myokarditis

9.5   Einzelne Schockformen

9.5.1   Meningokokkensepsis

❯ Frühdiagnose entscheidend!

- Infektionszeichen (Fieber in der Anamnese)
- + Kreislaufbeeinträchtigung (Verwirrtheit, Kapillarfüllungszeit am Stamm ≥3 sec, Tachykardie, RR-Abfall spät)
- + Exanthem (Kind ausziehen! Anfangs oft kleine, etwas bläuliche Flecken (=Blutungen), die z. B. mit einem Wasserglas nicht wegdrückbar sind (= Petechien)
- **höchste Priorität: Volumenloading**
    - Oft sehr große Volumenmengen erforderlich (bis 150 ml/kg/h)!
    - i. v., ggf. i. o. Zugang
    - Therapie, ◘ Abb. 9.1
    - Adrenerika (▶ Abschn. 9.4.3)
    - Antibiotika früh, aber bei Transportzeiten <30 min keine Verzögerung dadurch, Volumengabe weit wichtiger! Je nach Ausrüstung z. B. Cefotaxim/Ceftriaxon 100 mg/kg i. v., i. o.

— Prednison 1 mg/kg bei Katecholamin-resistentem Schock erwägen, aber meist erst in der Klinik erforderlich

Besonderheit
— Expositionsprophylaxe für Personal bei engem Kontakt mit Körperflüssigkeiten, z. B. diese akzidentell auf Schleimhäute verbracht, Stichverletzung: mit Rifampicin 20 mg/kg/Tag p. o. (maximal 1200 mg/Tag) in 2 ED für 2 Tage, oder ggf. Ciprofloxacin (ab 18 Jahre 1 × 500 mg p. o.), oder ggf. (z. B. bei Schwangeren) Ceftriaxon (>12 Jahre 1 × 250 mg i. m., <12 Jahre 1 × 125 mg i. m.)
— **Meldepflicht nach Infektionsschutzgesetz (IfSG)** beachten (erfolgt durch Klinik)!

9.5.2 Sonstiger septischer Schock

— Klinisches Bild: wie bei Meningokokkensepsis aber ohne Exanthem
— Z. B. Urosepsis bei unerkannter Harnwegsfehlbildung eines Säuglings
— Schwerste Pneumonie
— Vorerkrankungen wie Immundefekte, Chemotherapie, Sichelzellanämie
— Neugeborene in den ersten Wochen nach Geburt: späte peripartale Sepsisformen bekannt!

❯ Bei allen Säuglingen in den ersten drei Lebensmonaten mit Fieber muss eine Late-onset-Neugeborenen-Sepsis ausgeschlossen werden!

— DD: Malaria (nach Auslandsaufenthalt), selten auch ohne (Nähe zu Flughäfen)

- **Therapie**
▶ Abschn. 9.5.1

9.5.3 Dehydratation

(◘ Tab. 9.3)
— Meist nach Gastroenteritis und mangelnder Flüssig
   keitsaufnahmen
— Diabetische Ketoazidose (auch Diabetes-Erstmani-
   festation im ersten Lebensjahr möglich): Polyurie,
   Polydipsie, Gewichtsverlust, Kussmaul-Atmung

- **Therapie**
▶ Abschn. 9.4, ◘ Abb. 9.1

9.5.4 Sonstige Schockursachen

— Anaphylaxie: typische Begleitsymptome wie Urticaria,
   pulmonale Obstruktion, Larynxödem (▶ Kap. 10)

◘ **Tab. 9.3** Ausmaß der Dehydratation und die entsprechenden klinischen Zeichen

Klinische Zeichen	Dehydratation [% kg]
Erhöhte Herzfrequenz, trockene Schleimhäute, kaum Tränenfluss	5 % (Säuglinge) bzw. 3 % (bei Adoleszenten)
Reduzierter Hautturgor, Oligurie, halonierte Augen, eingesunkene Fontanelle	10 % (Säuglinge) bzw. 6 % (bei Adoleszenten)
Schockzeichen	15 % (Säuglinge) bzw. 9 % (bei Adoleszenten)

- Myokarditis, Kardiomyopathie (Einflussstauung)
- Supraventrikuläre Tachykardie (SVT) als Schock-
  ursache selten! Wird von Kindern meist lange toleriert
  (▶ Kap. 8)
- Hypertone Krise mit akuter linksventrikulärer
  Insuffizienz (sehr selten)
- Thyreotoxische Krise (sehr selten)
- Phäochromozytom
- Addison-Krise
- Staphylokokkentoxin (= STSS)
- Aortenstenose beim Säugling klinisch wie Sepsis

Allergische Reaktion und Anaphylaxie

© Springer-Verlag GmbH Deutschland 2019
T. Nicolai, F. Hoffmann, *Kindernotfall-ABC*
https://doi.org/10.1007/978-3-662-49797-5_10

10.1   Alarmierungsgrund

- Bekannte Allergie, klare Exposition (z. B. Nahrungs-mittel, Insektenstich, Desensibilisierung), Kreislauf-reaktion
- Bekannte Allergie, keine oder nur vermutete Exposition (unbekannter Nahrungsbestandteil), beobachtete Reaktion mit systemischen Symptomen
- Keine Allergie bekannt, aber unklare Kreislaufreaktion ggf. mit Hautbeteiligung, Schockfragmente (Verwirrt-heit, Krampfanfall) → daher Allergie vermutet
- Häufige Antigene: Nahrungsmittel (Eier, Milch, Nüsse), Insektengifte, Desensibilisierungs-Antigen-Extrakte, Antibiotika, Kontrastmittel, Insulin, γ-Globulin, Impfstoffe, Pollen/Tierhaare

10.2   Beschwerden und Befunde

- **Allgemeinsymptome (nicht pathognomonisch):** Angst, Tachypnoe, Einziehungen, Zyanose
- **Haut:** Urtikaria, Juckreiz, Erythem

- **Obere Atemwege:** Stridor (= Larynxödem), Atemwegsverlegung, Rhinorrhö, Niesen
- **Untere Atemwege:** Husten, Giemen
- **Kreislauf:** Tachykardie (manchmal paradoxe Bradykardie), Hypotension, Schock
- **Sonstige Symptome:** GI-Symptome (Übelkeit, Erbrechen, Bauchkrämpfe, Durchfall); Thoraxschmerzen sekundär durch Myokardischämie, Rhythmusstörungen mit Synkope

Verschiedene Algorithmen zur Festlegung, ob Anaphylaxie oder nicht, werden von verschiedenen Fachgesellschaften angeboten, sind aber für den Notfall zu kompliziert.

10.3   Entscheidungskriterien

- **Urtikaria alleine ist keine Anaphylaxie!**
- **Anaphylaxie** = vermutete allergische Reaktion + systemische Reaktion, d. h.
  - **Schockzeichen** (RR↓, Tachykardie, Rekap-Zeit↑, zentralisiert, Warm-kalt-Grenze!)
  - **Dyspnoe** (inspiratorischer Stridor, exspiratorisches Giemen, Tachypnoe, S_pO_2↓)
  - **Schwere gastroinstestinaloe Symptome** (Erbrechen, Durchfall)
- Bei Anaphylaxie Indikation zur intramuskulären **Adrenalingabe** großzügig stellen

Tipps und Tricks bei Anaphylaxie
- Bei Schockfragmenten (Verwirrtheit, Krampfanfall) an mögliche Anaphylaxie als Ursache denken.
- Oft zeitlich versetzt Beginn mit Urtikaria, dann respiratorische Symptome, dann Schock.
- **Standardtherapie bei Anaphylaxie: Adrenalin intramuskulär.**

10.4 Differenzialdiagnose

- **Vagovasale Synkope** (männliche Jugendliche nach Injektion!): meist blass, kein Exanthem, eher bradykard, keine Allergieanamnese
- **Intravasaler Insektenstich**: keine Allergieanamnese, Therapie aber meist wie Anaphylaxie
- **Septischer Schock**: meist Fieber, keine Urtikaria, keine Atemwegobstruktion, weniger schlagartiger Beginn, meist keine Allergieanamnese, nach Quelle suchen (STSS: Hautabszesse, vergessener Tampon, Pneumonie, Anamnese!), hämorrhagisches Exanthem wie bei Meningokokken suchen (nicht mit Wasserglas wegdrückbare Exanthemflecken, Patient ganz entkleiden!)
- **Hypovolämischer Schock**: meist kein Exanthem; Anamnese (Diarrhoe, Sturz/Unfall, abdominelle Beschwerden)
- **Medikamentennebenwirkung/Giftwirkung**: Anamnese!

❯ **Notfalltherapie bei Dyspnoe oder Kreislaufreaktion Adrenalin intramuskulär**
  ▬ **Nicht zu lange zögern (→ sonst erhöhte Mortalität)!**
  ▬ **Adrenalin i. m. bevorzugte Applikationsart bei Kindern!**
  ▬ **Dosierung: Adrenalin unverdünnt 1:1000 → 0,1 ml/10 kg i. m. (1 ml-Spritze mit dünner i. m.-Kanüle 2 G), maximal 0,5 ml. i. m.**

▬ Unverdünntes Adrenalin (1:1000) 0,01 mg/kg, jeweils i. m. (◘ Tab. 10.1)

10.5 Therapie

▬ **Initial**: ggf. Stoppen der Allergenzufuhr, hinlegen!
▬ **Eupnoe, RR stabil, keine Tachykardie**
▬ i. v.-Zugang legen!
▬ Auf Progression mit Kreislaufsymptomen achten

■ **Dyspnoe**
▬ **Als systemische Reaktion zu werten → unverdünntes Adrenalin (1:1000) 0,01 mg/kg, jeweils i. m.** (◘ Tab. 10.1)
  ▬ Bei Nichtansprechen auf die i. m.-Applikation kann die Adrenalingabe je nach Zustand des Patienten in 5-min-Intervallen wiederholt werden

◘ **Tab. 10.1** Dosierung Adrenalin intramuskulär

	Dosierung	5 kg	10 kg	20 kg	30 kg
Adrenalin 1:1000 pur i. m.	0,01 mg/kg i. m.	0,05 ml	0,1 ml	0,2 ml	0,3 ml

— Falls vorhanden ggf. alternativ Emerade®, Fastjekt®, Jext® i. m. (>7,5 kg: 150 µg/ >30 kg: 300 µg, >50 kg ggf. 500 µg bei Emerade®)
- **O₂-Zufuhr** über Nasenbrille oder Gesichtsmaske

■ ■ **Bronchospasmus (Giemen)**
- Therapie wie bei Asthmaanfall, vor Inhalation immer Adrenalin i. m. (▶ Kap. 6)
- **Sultanol-Inhalationskonzentrat** 8 Tr. auf 2 ml NaCl 0,9% p. i. (Verneblermaske) oder 1–2 Fertiginhalat(e), ◘ Tab. 10.2
  — Oder 4 (-6–8) Hübe Dosieraerosol mit Inhalierhilfe/ Spacer (Aerochamber o. Ä., ▶ Abb. 7.3), Hübe einzeln einsprühen, dann jeweils Spacer mit 5 Atemzügen leeratmen lassen (kleine Kinder Maske, ältere Kinder Mundstück)
- Bei **Nichtansprechen** von Betamimetika-Inhalation
  — **Adrenalin (z. B. Adrenalin)** unverdünnt, 3–5 ml per Inhaliermaske
  — Evtl. **Terbutalin** (Bricanyl) 0,01 ml/kg der 0,5 mg/ ml Lsg. s. c., wenn Inhalation nicht toleriert (◘ Tab. 10.3) oder **Reproterol** (Bronchospasmin) 1,2 µg/kg über 5–10 min (◘ Tab. 10.4)
  — Evtl. Theophyllin: 5–7 mg/kg i. v. (Dosierung ▶ Kap. 20)

■ ■ **Inspiratorischer Stridor**
- **Unverdünntes Adrenalin** (1:1000) 0,01 mg/kg, jeweils i. m.
- Adrenalin (z. B. Adrenalin) unverdünnt, 3–5 ml per Inhaliermaske
- Bei Zungenschwellung (oraler Insektenstich, orales Antigen, Suprarenin) Adrenalin 1:10 verdünnt in die Mundhöhle träufeln (ggf. über oralen Mucosal Atomization Device)

◘ Tab. 10.2 Dosierung Salbutamol

Dosierung	5 kg	10 kg	20 kg	30 kg
Inhalations-lösung 0,5% 8 Tr. (= 2 mg)	8 Tr. ad. 2 ml NaCl 0,9%	8 Tr. ad. 2 ml NaCl 0,9%	8 Tr. ad. 2 ml NaCl 0,9%	8 Tr. ad. 2 ml NaCl 0,9%
Fertiginhalat 2,5 ml = 1,25 mg	1 Amp.	1–2 Amp.	1–2 Amp.	1 2 Amp.

◘ Tab. 10.3 Dosierung Terbutalin

	Dosierung	5 kg	10 kg	20 kg	30 kg
Terbutalin 0,5mg/ml	0,01mg/kg s. c.	0,1 ml	0,2 ml	0,4 ml	0,6 ml

◘ Tab. 10.4 Dosierung Reproterol (Bronchospasmin)

Indikation	Dosierung	5 kg	10 kg	20 kg	30 kg
Status asthmaticus	1,2 µg/kg i. v. (Bolus über 30–60 sec)	1,0 ml	2,0 ml	4,0 ml	6,0 ml

- ▪▪ **Schock, Schockfragmente, klare systemische Mitreaktion, Dyspnoe (nicht Urtikaria allein!)**
- ▬ Hypotension → Trendelenburg-Lagerung sofort → dann Therapie wie bei Schock
- ▬ Adrenalin (◘ Tab. 10.1)
    - ▬ Bei Nichtansprechen auf die i. m.-Applikation kann die Adrenalingabe je nach Zustand des Patienten in 5-min-Intervallen wiederholt werden

- Falls vorhanden ggf. alternativ Emerade®/Jext®/Fastjekt® i. m. (>15 kg: 150 µg/>30 kg: 300 µg, >50 kg: 500 µg bei Emerade®)
- Bei **manifestem Schock** (Rekap-Zeit >3 Sek., Somnolenz) ggf. auch intravenöse Bolusgabe von Adrenalin 1 µg/kg (Erw. 50 µg-Bolus, Dosis vorsichtig nach Wirkung titrieren)
    - Adrenalin (1:10.000 = 1:10 verdünnt) 0,001 mg/kg (=1 µg/kg) vorsichtig als Bolus i. v. (◻ Tab. 10.5)

❯ Stenokardie (RR↑, Kopfschmerzen) bei Adrenalin-Bolusgabe beachten!

- Falls wiederholte Adrenalinboli erforderlich sind, empfiehlt sich die kontinuierliche Adrenalingabe via Dauerinfusion 0,1–2 µg/kg/min, ◻ Tab. 10.6
- **Volumen**
    - NaCl 0,9%, Ringer-Acetat, balancierte VEL: 20 ml/kg als Bolus (aus der Hand, ◻ Tab. 10.7)
    - Wiederholen bis 100 ml/kg Gesamtmenge bis RR und Rekap-Zeit im Normbereich (= **<3 Sek.)**
        - Evtl. Volumenexpander: 20 ml/kg (aus der Hand!) i. v.

■ ■ Weitere Therapie bei Schock
- Evtl. Noradrenalin (Arterenol): 0,1–0,5 µg/kg/min (falls Adrenalin nicht ausreicht)
- Bei Bewusstseinsverlust Intubation
- Bei paradoxer Bradykardie (Insektenstiche!) → Atropin 0,02 mg/kg i. m/i. v. (mindestens 0,1 mg absolut)
- Bei Versagen von Adrenalin, Noradrenalin + Volumen: Vasopressin: 0,4 E/kg i. v. erwägen
- Bei Betablockervortherapie und Unwirksamkeit von Adrenergika: Glucagon 20–30 µg/kg über 5 min i. v. dann 0,1–0,2 µg/kg/min Dauerinfusion (◻ Tab. 10.8)

◨ Tab. 10.5 Dosierung Adrenalin

	Dosierung	5 kg	10 kg	20 kg	30 kg
Adrenalin 1:10.000 (= 1:10 verdünnt) i. v.	0,001 mg/ kg i. v.	0,05 ml	0,1 ml	0,2 ml	0,3 ml

◨ Tab. 10.6 Dosierung Adrenalin als Dauerinfusion*

	Dosie-rung	5 kg	10 kg	20 kg	30 kg
Adrenalin 1 mg ad 50 ml NaCl 0,9%	0,1 µg/ kg/ min i. v.	1,7 ml/h	3,3 ml/h	6,7 ml/h	10,0 ml/h

* Gewicht:3 = Laufgeschwindigkeit Perfusor = 0,1 µg/kg/min.

◨ Tab. 10.7 Dosierung NaCl 09%, Ringer-Acetat, balancierte VEL

	Dosierung	5 kg	10 kg	20 kg	30 kg
NaCl 0,9%, Ringer	20 ml/kg i. v. als Bolus	100 ml	200 ml	400 ml	600 ml

■ **Sonstige Therapie**

Meist aufschiebbar, präklinisch erst nach Durchführung der Akutmaßnahmen

▬ Prednison/-olon: 1–2 mg/kg i. v., p. o., 100 mg Supp. → nur zur Verhinderung eines zweigipfeligen Verlaufes, keine akute Wirkung!

▪ Tab. 10.8 Dosierung Glucagon

Glucagon (1 mg/ml)	Dosie-rung	5 kg	10 kg	20 kg	30 kg
Betablocker-Vortherapie + Katecholamin-therapie ohne Ansprechen	30 μg/kg i. v. über 5 min	0,15 ml	0,3 ml	0,6 ml	0,9 ml

— Dimetindenmaleat (Fenistil-Tropfen im Mund behalten lassen, rasche Resorption, Wirkung wie i. v.): 0,02–0,04 mg/kg p. o. (oder 20 Tr. absolut p. o.), keine Wirkung auf Blutdruck, Stridor oder Asthma!
— Oder: Dimetindenmaleat: 0,1 mg/kg i. v. (1 ml= 1 mg) langsam über 1 min

Tipps und Tricks bei Anaphylaxie
— Volumenzufuhr und Adrenalin i. m. sofort = entscheidende Therapiemaßnahme!
— Atmung, Oxygenierung sichern!
— Intubation
— Bei Quincke-Ödem oder Insektenstich im Mund evtl. extrem erschwert → möglichst vorher Adrenalin lokal/p. i., vorher O_2 über Maske/Rachentubus/(Larynxmaske), um 0,5–1 mm ID kleineren Tubus wählen
— Überlegen, ob Intubation wirklich präklinisch zwingend ist
— Tracheotomiebereitschaft
— Besonders bei Insektengiftallergie: Bradykardie (relativ), Besserung des RR ggf. erst nach Atropin

- Bei Anaphylaxie auf Nahrungsmittel: zweigipfeliger Verlauf bei schubweiser Resorption möglich
- Patienten mit Betablockertherapie: evtl. resistent gegenüber Adrenergika, dann Glukagon
- Vasopressin bei Adrenalinresistenz

Epileptischer Anfall

© Springer-Verlag GmbH Deutschland 2019
T. Nicolai, F. Hoffmann, *Kindernotfall-ABC*
https://doi.org/10.1007/978-3-662-49797-5_11

11.1 Kernpunkte

- Häufigste Ursache: Infektkrampf (= Fieberkrampf) → zumeist im Fieberanstieg, absolute Temperatur nicht ausschlaggebend
- Risiko bakterielle Meningitis: unkomplizierter Infektkrampf ~1 %, komplizierter Infektkrampf ~4 %, febriler Status 12 %
- Anfallstyp und Anfallsbeginn dokumentieren (generalisiert/fokal/Absence, Augenstellung), ggf. Video mit Mobiltelefon machen
- Gefährliche Differenzialdiagnosen ausschließen
    - Hypoglykämie (Diabetes oder Stoffwechselstörung, Betablocker)
    - Hypokalzämie (Vitamin-D-Mangel)
    - Meningitis (Risiko: Cochleaimplantate!)
    - Enzephalitis (Herpes-Viren)
    - Elektrolytstörungen (Hypokalzämie z. B. bei Vitamin-D-Mangel))
    - Blutung intrakraniell
    - häufiges Erstsymptom eines Stroke

❯ **Kindsmisshandlung → nach Hämatomen etc. suchen, Schädel abtasten**

- Tumoren (besonderes Risiko: Dauer >30 min, lange postiktale Somnolenz, fokal neurologisches Defizit)
- Rhythmusstörung (= Adam-Stokes-Anfall bei VT z. B. Long-QT bei Romano-Ward Syndrom)
- Intoxikation
- **Anfall ≥3 Minuten medikamentös unterbrechen, aber:** Nebenwirkungen der Medikamente antizipieren:
  - Apnoe
  - Atemwegsobstruktion durch Tonusverlust pharyngeal
  - Erschwerte neurologische Beurteilbarkeit
  - Aspirationsgefahr

11.2 Therapeutisches Vorgehen bei Krampfanfall

11.2.1 Kind krampft noch

❯ Anfall zumeist >5 min Dauer → Therapiedringlichkeit wie bei Status epilepticus

- **Initialmaßnahmen**

- Erster Schritt meist Lagerung: nichts forcieren, Selbstverletzung verhindern, kein Zungenkeil, Kopf schützen, etc.
- Glukose kapillär messen → Hypoglykämie → **Glukose 20 % 2,5 ml/kg oder Glukose 10 % 5ml/kg i. v.!**
- Sonderfall: Glukosemessung unmöglich, keine Epilepsie bekannt → **Glukose 20 % 2,5 ml/kg oder Glukose 10 % 5ml/kg i. v.!**
- Atmet nicht/zu wenig/Zyanose: zwingend O_2-Gabe (obwohl fraglich Verlängerung der Krampfaktivität möglich ist)
- Atemhilfe mittels Maskenbeatmung meist nur bei Apnoen notwendig

- **Therapie des Anfalls**
- **Säulen der Anfallstherapie**
  1. Früher Einsatz von Benzodiazepinen, möglichst i. v. ab 5 min Krampfdauer
  2. Ausreichend hoch dosieren
  3. Stufentherapie mit Eskalation

- Stufentherapie bei epileptischem Anfall (◻ Tab. 11.1)

- **Initialtherapie ohne Gefäßzugang**
- ◻ Tab. 11.2, Anfallsbeginn <5 min oder bis i. v.-Zugang gelegt:
  - Midazolam buccal (5 mg/ml-Lösung in Wangentasche) oder Buccolam® (◻ Abb. 11.1)
  - Midazolam nasal (5 mg/ml-Lösung) über MAD (◻ Tab. 11.2, ◻ Abb. 11.2)
  - Lorazepam buccal, sublingual
  - Diazepam rektal

❯ Midazolam intranasal/buccal zu bevorzugen (wirksamer als Diazepam rektal)!

- **Initialtherapie mit Gefäßzugang**
(◻ Tab. 11.3)
- i. v.-Zugang möglich → Midazolam/Lorazepam/Clonazepam i. v.
- **Kein** i. v.-Zugang möglich → i. o.-Zugang → Midazolam/Lorazepam/Clonazepam i. o.

❯ Apnoen, Atemwegsobstruktion → Vorbereitung Beatmungsmaske und Beutel, funktionsfähiger Absauger, ggf. Larynxmaske? Ansprechzeiten, Wirkdauer und Erfolgsraten der antiepileptischen Medikamente beachten (◻ Tab. 11.4)!

◼ Tab. 11.1 Stundenschema zur Therapie bei epileptischem Anfall/Status epilepticus

Zeit	Vorgehen	Dosierung
Krampf-anfall >3 min	Benzodiazepin-Gabe rektal/oral-buccal/nasal ABC-Evaluation	Midazolam 0,3 mg/kg intrana-sal (5 mg/ml-Lsg.) über MAD Midazolam 0,5 mg/kg buccal (5 mg/ml-Lsg.) Lorazepam (Tavor expidet®) 0,1 mg/kg buccal Diazepam rektal (>15 kg: 5 mg, >15 kg: 10 mg)
Bis 5 min	i. v.-Zugang legen, ggf. i. o.-Zugang, BZ-Messung	Bei Hypoglykämie: 1 ml/kg Glukose 50 % i. v./i. o.
5–10 min	1. Gabe Benzodiazepin i. v./i. o. Intensivbett organi-sieren	Midazolam (0,05–)0,1 mg/kg i. v./i. o. Lorazepam (0,05–)0,1 mg/kg i. v./i. o. Clonazepam 0,02 mg/kg i. v./i. o.
10–15 min	2. Gabe Benzodiazepin i. v./i. o. Diagnose überprüfen Weiteres Medikament festlegen (Indikationen/ Kontraindikationen)	s. oben
>15 min	Phenobarbital i. v. **oder** Levetiracetam i. v. **oder** Valproat i. v. **oder** (Phenytoin i. v.)	Phenobarbital 15 mg/kg i. v./i. o. über 10 min Levetiracetam 20 mg/kg i. v./i. o. über 5–10 min Valproat 20 mg/kg i. v./i. o. über 5–10 min Phenytoin 15 mg/kg i. v./i. o. über 15–20 min
>30 min	Narkoseeinleitung* Midazolam DTI **oder** Propofol/Thiopental	Midazolam DTI 0,1 – 0,3 mg/ kg/h oder Bolus 0,2 mg/kg Propofol 3 mg/kg i. v./i. o. Thiopental 5 mg/kg i. v./i. o.

* Bei Relaxierung kurzwirksame Substanz verabreichen, um persistie-renden Status erkennen zu können.

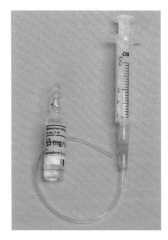

Abb. 11.1 Buccale Applikation von Dormicum

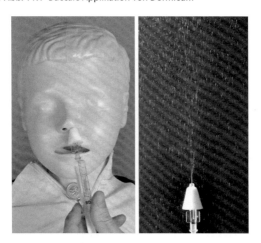

Abb. 11.2 Mucosal Atomization Device (MAD) zur nasalen Applikation von Medikamenten

◘ Tab. 11.2 Antiepileptische Medikamente und ihre Dosierung bei Kindern ohne i. v.-Zugang

Medikament	Dosierung	5 kg	10 kg	20 kg	30 kg
Midazolam intranasal 5 mg/ml-Lösung[1]	0,3 mg/kg intranasal	0,3 ml	0,6 ml	1,2 ml	1,8 ml
Midazolam buccal 5 mg/ml-Lösung[1]	0,5 mg/kg buccal	0,5 ml	1,0 ml	2,0 ml	3,0 ml
Midazolam buccal 5 mg/ml (Buccolam®)[2]	0,5 mg/kg buccal	2,5 mg (gelb)	5,0 mg (blau)	7,5 mg (pink)	10 mg (rot/orange)
Lorazepam buccal (Tavor expidet® 1 mg)[3]		½	1	2	2
Dizepam-Rektiole 5 mg[4]		½	1	–	–
Dizepam-Rektiole 10 mg[4]		–	–	1	1

Hinweis:
1 Midazolam: immer 5 mg/ml-Lösung für buccale und intranasale Applikation verwenden, für intranasale Applikation Mucosal Atomization Device verwenden (MAD).
2 Kommerziell erhältlich als Buccolam® 2,5/5/7,5/10 mg (Fa. Viropharma).
3 Lorazepam: nicht für diese Indikation zugelassen, aber wirksam, deutlich längere Anschlagzeit als i. v. oder Midazolam buccal/intranasal.
4 Diazepam: <15 kg 5 mg-Rektiole, >15 kg 10 mg-Rektiole, Tube ausdrücken und in komprimiertem Zustand herausziehen, Pobacken zusammendrücken; lange Anschlagzeit!

▬ Nebenwirkungen der antiepileptischen Medikamente antizipieren (◘ Tab. 11.5).
▬ Bei beobachtetem Beginn des Krampfanfalls Therapie erst ab >3 min Krampfaktivität!

◻ **Tab. 11.3** Antiepileptische Medikamente und ihre Dosierung bei Kindern mit i. v.-Zugang

Medikament	Dosierung	5 kg	10 kg	20 kg	30 kg
Midazolam 1 mg/ml-i. v.-Lösung1	0,1 mg/kg i. v./i. o.	0,5 ml	1,0 ml	2,0 ml	3,0 ml
Midazolam 5 mg/ml-i. v.-Lösung1	0,1 mg/kg i. v./i. o.	0,1 ml	0,2 ml	0,4 ml	0,6 ml
Lorazepam 2 mg/ml-i. v.-Lösung2	0,1 mg/kg i. v./i. o.	0,3 ml	0,5 ml	1,0 ml	1,5 ml
Clonazepam 1 mg/ml-i. v.-Lösung3	0,02 mg/kg i. v./i. o.	0,1 ml	0,2 ml	0,4 ml	0,6 ml
Diazepam 5 mg/ml-i. v.-Lösung4	0,25 mg/kg i. v./i. o.	0,25 ml	0,5 ml	1,0 ml	1,5 ml

Hinweise:

1 Midazolam: <2 mg/min, ggf. DTI mit 0,1–0,2 mg/kg/h (NW: Atemdepression beachten!), ggf. nach 5 min wiederholen.

2 Lorazepam: <2 mg/min, ggf. nach 5 min wiederholen, muss gekühlt gelagert werden.

3 Clonazepam: <2 mg/min, Trockensubstanz 1mg + Lösungsmittel 1 ml, in Priorität Midazolam unterlegen.

4 Diazepam: <5 mg/min, ggf. nach 5 min wiederholen, kurze antiepileptische Wirkdauer mit hoher Rezidivquote, wird eigentlich nicht mehr verwendet.

11.2.2 Status epilepticus = therapierefraktärer Anfall

- Definition
- ▬ Epileptischer Anfall >30 min Dauer
- ▬ bzw. rezidivierende Anfälle über mehr als 30 min ohne Wiedererlangen des Bewusstseins
- ▬ Auch persistierender Bewusstseinsverlust ohne tonisch-klonische Krampfäquivalente kann nichtkonvulsiver Status epilepticus sein

◻ **Tab. 11.4** Anschlagzeiten der antiepileptischen Medikamente und Wirkdauer

Wirkstoff	Anschlagzeiten (= Anfallsunterbrechung bei i. v.-Gabe)	Antiepileptische Wirkdauer	Erfolgsrate
Diazepam	1–3 min	20 min	rektal 60 %, i. v. 90 %
Midazolam	1–3 min	1–5 h	i. v. 90 %
Lorazepam	3–5 min	12–24 h	i. n. 75 %
Clonazepam	Keine Angabe	6–8 h	keine Angabe
Phenytoin	10–30 min	24 h	i. v. 75 %
Phenobarbital	20–30 min	24–48 h	i. v. 85 %
Valproat	0,5 min	24–48 h	Keine Angabe
Levetiracetam	Keine Angabe, klinisch vergleichbar mit Valproat	Keine Angabe	i. v. 80–90 %

❯ Therapie auch des epileptischen Anfalls >5 min Dauer
  = wie Status epilepticus!

■ **Therapie des Status epilepticus**

▬ Die Wahrscheinlichkeit ist gering, dass ein Anfall
  spontan endet, der länger als 5–10 min dauert bzw.
  nicht auf die Initialtherapie anspricht (s. o.)

▬ Die Wirksamkeit der antiepileptischen Medikamente
  nimmt ab, je länger der Anfall dauert

▬ Nach 3. Benzodiazepin-Gabe deutlich erhöhtes Risiko
  für Atemdepression

▬ Nach 2-maliger i. v.-Gabe von Benzodiazepinen ohne
  Therapieansprechen Wechsel auf andere Substanz-
  klasse sinnvoll

☐ Tab. 11.5 Nebenwirkungen der antiepileptischen Medikamente

Wirkstoff	Applikationsform	Nebenwirkung
Diazepam	Rektal	Apnoen: sehr selten
	i. v.	Apnoen: nur bei zu schneller Injektion (<2 min) oder ab der 3. Dosis von Benzodiazepinen
Midazolam	i. v./i. n.	Apnoen: am häufigsten bei i. v.-Gabe
Lorazepam	i. n./buccal	Apnoen: sehr selten
Phenytoin	i. v.	Blutdruckabfall: relativ häufig, bes. bei Neugeborenen
Phenobarbital	i. v.	Sedierung: häufig; Apnoen: nur bei extrem hohen Dosen
Levetiracetam	i. v.	Keine bekannten Akutnebenwirkungen

— »Time is brain«: anhaltende epileptische Aktivität führt zu irreversibler neuronaler Schädigung (vor allem gezeigt für Status)

- **Medikamente bei Status epilepticus**
  (☐ Tab. 11.6)
— Alternative antikonvulsive Medikamente zum Einsatz nach Versagen von Benzodiazepinen ☐ Tab. 11.5
— Cave: Kein Phenytoin bei febrilem Status epilepticus (kann bei genetisch determiniertem Dravet-Syndrom die Symptomatik verschlechtern)!
— Bei Versagen/Nichtverfügbarkeit Narkoseeinleitung als Ultima ratio.

❯ Medikamentengabe bei Status z. B. durch intraossäre Nadel, falls kein i. v.-Zugang etablierbar!

◨ **Tab. 11.6** Dosierung der Antikonvulsiva bei Status epilepticus

Medikament*	Dosierung	5 kg	10 kg	20 kg	30 kg
Phenobarbital 200 mg/ml	15 mg/kg i. v. über 10 min	0,4 ml	0,75 ml	1,5 ml	2,2 ml
Levetiracetam 100 mg/ml	20 mg/kg i. v.	1,0 ml	2,0 ml	4,0 ml	6,0 ml
Valproat 100 mg/ml	20 mg/kg i. v.	1,0 ml	2,0 ml	4,0 ml	6,0 ml
Phenytoin 50 mg/ml	15 mg/kg i. v. über 10 min	1,5 ml	3,0 ml	6,0 ml	9,0 ml

*Anmerkungen:
Phenobarbital: Maximale Injektionsgeschwindigkeit 100 mg/min, sedierend, Atemdepression erst bei hohen Dosierungen, lebertoxisch.
Levetiracetam: <5 mg/kg/min, nicht sedierend, keine Atemdepression, guter antikonvulsiver Effekt, keine Interaktionen. NW: akute psychiatrische Auffälligkeiten, nicht zugelassen für Status-Therapie, »off-label use« weit verbreitet mit hoher Ansprechrate.
Valproat: <5 mg/kg/min, nicht sedierend, keine Atemdepression, hoher antikonvulsiver Effekt. Cave bei Patienten mit psychomotorischer Retardierung, bekannter Mitochondriopathie.
Phenytoin: Maximale Injektionsgeschwindigkeit 25 mg/min, EKG-Monitoring (AV-Block), Stop bei HF-Abfall um 10/min, sicherer i. v.-Zugang (Purple-Glove-Syndrom), nicht sedierend.

11.2.3 **Postiktaler Zustand**

— GCS? Pupillenstatus, seitendifferente Neurologie? Todd-Parese?
— Wach/weckbar → meist keine Maßnahme erforderlich, Eltern befragen, ob wieder »wie zuvor«
— Somnolent:
  — Glukose kapillär messen → Hypoglykämie → Glukose 20 % 2,5 ml/kg oder Glukose 10 % 5 ml/kg i. v.!
  — Keine Möglichkeit Glukose zu messen → Glukose 20 % 2,5 ml/kg oder Glukose 10 % 5 ml/kg i. v.!

- RR? Rekapillarisierungszeit >3 Sek., Kalt-Warm Grenze an den Extremitäten vorhanden?
- Zeichen der Infektion (Fieber, meningokokkentypisches Exanthem, Nackensteifigkeit? Anamnese passend?)
- Entscheidung: V. a. Sepsis → ggf. Volumen etc. nach Algorithmus »septischer Schock« (▶ Kap. 9)
- Wenn keine sonstige Verdachtsdiagnose → Abwarten, wenn möglich nicht intubieren, postiktale Phase meist 5–15 min
- Bei längerer Somnolenz: an Enzephalitis, Intoxikation oder Antikonvulsiva-Nebenwirkung (zu hohe Dosis) denken

11.2.4 Typische Probleme & Irrtümer

- **Ateminsuffizienz nach Durchbrechen des Krampfanfalles**
- - **Ursachen**
- Zu hohe Dosis des antiepileptischen Medikamentes verwendet (falsche Konzentration beim Midazolam, Gewicht falsch eingeschätzt, Dosierungsfehler)
- Wiederholungsdosen (z. B. Midazolam) in zu kurzen Abständen, ohne die Anschlagszeit zu beachten
- Mehrere atemdepressive Medikamente nacheinander gegeben
- Primäre intrakranielle Pathologie (z. B. Hirndruck, Enzephalitis, Tumor)
- Weiterbestehender non-konvulsiver Status
- Kreislaufschock (Meningokokkensepsis)

■ ■ **Management**
- Je nach Ursache, prinzipiell supportiv
- Identisch wie im Kapitel Ateminsuffizienz (▶ Kap. 7) beschrieben (zumeist O_2-Gabe über Maske mit Reservoir ausreichend, ggf. Maskenbeatmung oder Narkoseeinleitung mit Einlage Larynxmaske oder Intubation
- Wic Krampfanfall oder Koma (▶ Kap. 12)

■ **Krampfrezidiv nach initialem Sistieren**
■ ■ **Ursachen**
- Medikamententypisch (z. B. bei Diazepam wg. kurzer antiepileptischer Wirkdauer)
- Nicht selten bei Infektkrämpfen
- Weiterbestehende intrakranielle Pathologie (Blutung, Hirndruck, Enzephalitis, Ischämie)
- Stroke im Kindesalter selten, häufige Erstmanifestation Krampfanfall
- Weiterbestehende sonstige Ursache (Elektrolytstörung, Hypoglykämie, Hypokalzämie)

■ ■ **Management**
- Nach weiterbestehenden beseitigbaren Ursachen su-chen (Hypoglykämie, Hypokalzämie, etc.)
- Therapie wie initialer Krampfanfall

■ **Persistierendes Koma nach Sistieren des Krampfanfalles**
■ ■ **Ursachen**
- Zu hohe Dosis des antiepileptischen Medikamentes verwendet (falsche Konzentration beim Midazolam, Gewicht falsch eingeschätzt, Dosierungsfehler)
- Wiederholungsdosen (z. B. Midazolam) in zu kurzen Abständen ohne die Anschlagszeit zu beachten

- Primäre intrakranielle Pathologie (Blutung, Stroke, Hirndruck, Enzephalitis etc.)
- Weiterbestehender non-konvulsiver Status
- Intoxikation
- Kreislaufschock (Meningokokkensepsis, Arrythmie)

■■ **Management**
- Nach weiterbestehenden beseitigbaren Ursachen suchen (Hypoglykämie, sept. Schock, Toxikologie, zerebrale Bildgebung, etc.)
- Bei non-konvulsivem Status medikamentöse Therapie intensivieren
- Therapie supportiv: je nach GCS Beatmung, Intubation, bei Schock i. v. Volumengabe bzw. je nach Ursache (Arrhythmie etc.)

■ **Intubationsversuch bei krampfendem Kind**
■■ **Ursachen**
- Fehlinterpretation eines nicht konvulsiven Anfalles als primäres Koma
- Postiktaler Dämmerzustand als Koma interpretiert

■■ **Management**
- Krampfanfall durchbrechen
- Ausreichend intensive Stimulation → Kind erwacht bei postiktalem Dämmerzustand

■ **Wann arztbegleiteter Transport nach Krampfanfall?**
- Jeder 1. Infektkrampf/Krampfanfall
- Immer im 1. Lebensjahr
- Persistierendes neurologisches Defizit
- Postiktaler Dämmerzustand
- Fokale Neurologie
- Nach Medikamentenapplikation

▬ Verdächtige Anamnese (Aufenthalt in Malariagebiet, Meningokokken-Kontakt, Z. n. SHT)

❯ Meningitis auch bei Rezidiv-Fieberkrampf präklinisch nicht sicher auszuschließen: → **Auf jeden Fall immer Vorstellung Kinderklinik.**

Tipps und Tricks beim Krampfanfall
- Midazolam intranasal oder buccal Standard-Initial-therapie bei Krampfanfall ohne i. v.-Zugang
- Diazepam-Rektiole einführen, Tube komprimieren, Tube in komprimiertem Zustand herausziehen, da sonst Wirkstoff in die Tube zurückgesaugt wird! Pobacken zusammendrücken, um ein Herauslaufen des Wirkstoffes zu verhindern.
- Bei Hinweis für Hirndruck, persistierende fokale neurologische Zeichen (z. B. Todd-Parese) nach Ende des Krampfanfalles, betont fokaler Krampfanfall: ggf. Krankenhaus mit CCT/neurochir. Interventions-möglichkeit anfahren
- Bei tonischer Komponente an extrapyramidalmoto-rische Symptome nach Metoclopramid-Einnahme denken (▶ Kap. 13)
- Klinische Phänomene, die an einen psychogenen Anfall denken lassen:
  - gerichtete Stürze mit Vermeidung von Ver-letzungen
  - Fehlen der Pupillenstarre (während echtem Anfall bestehen weite, lichtstarre Pupillen)
  - bereits initial beidseits geschlossene Augen (wie schlafend)
  - Arm hochnehmen, über Gesicht positionieren, loslassen → Arm fällt neben Gesicht beim psycho-genen Anfall

- Abwehr beim Öffnen der Augenlider mit Zusammenkneifen
- Blickwendung weg vom Untersucher
- Variables Bewegungsmuster
- myoklonischer Bewegungssturm → Dokumentation wichtig für aufnehmende Klinik
- Keine Intubation bei postiktischem Dämmerzustand (dauert zumeist 5–15 min)
- Wenn Narkoseeinleitung und Intubation notwendig: Relaxierung nur mit kurzwirksamer Substanz (z. B. Succinylcholin), um persistierenden Status epilepticus nicht zu verschleiern
- Krampfverdächtiges Ereignis nach Schreck, Wut, Trotz, Schmerzen (5 % aller Kinder zwischen 6 Monaten und 5 Jahren) → Hinweis auf Affektkrampf
  - 60% zyanotischer Affektkrampf (Schreien → Zyanose durch reflektorischen Stimmritzenkrampf → Bewusstlosigkeit → Kind schlaff mit Myoklonien, Dauer zumeist <30 sec)
  - 40% blasser Affektkrampf (kurze Schreiphase → Bradykardie/Asystolie für 10–20 sec ohne vorangehende Zyanose → Kind schlaff, dann <1 min Tonussteigerung/Myoklonien
  - Immer selbstlimitierend, hohes Wiederholungsrisiko, keine organische Ursache

Bewusstlosigkeit

© Springer-Verlag GmbH Deutschland 2019
T. Nicolai, F. Hoffmann, *Kindernotfall-ABC*
https://doi.org/10.1007/978-3-662-49797-5_12

12.1 Alarmierungsgrund

Bei Meldebild »bewusstloses Kind«: zumeist Zustand nach oder noch bestehender epileptischer Anfall

- **Wichtigste Ursachen**
- Hypoglykämie
- Meningitis/Enzephalitis
- Trauma/Blutung (Misshandlung?)
- Intoxikation
- Z. n. Hypoxie/Ertrinkung, Kreislaufschock
- Selten, aber gefährlich: Rhythmusstörung (Long-QT mit Kammertachykardie/Kammerflimmern, Elektrounfall, supraventrikuläre Tachykardie)

- **Wichtigste Maßnahmen**
- Schutz vor Hypoxie + Aspiration
- Behandlung Hypoglykämie
- Schockbekämpfung
- Durchbrechen eines bestehenden epileptischen Anfalls

12.2 Vorgehen bei tief bewusstlosem Patienten

(◪ Abb. 12.1)

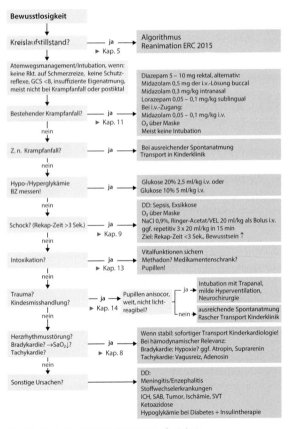

◪ **Abb. 12.1** Algorithmus bei Bewusstlosigkeit

12.2.1 Erstmaßnahmen

- Zunächst ABC-Algorithmus (▶ Kap. 5)
  - Herz-Kreislauf-Stillstand ausschließen
  - Beatmungspflichtigkeit prüfen, ggf. beatmen über Maske oder Larynxmaske, ggf. Intubation
- S_pO_2 anlegen
- BZ-Messung
- Neurologische Untersuchung (s. unten): Evaluation der Bewusstseinslage (AVPU, GCS), Symmetrie des Bewegungsmusters, Hirndruckzeichen (Strecksynergismen, Bradykardie mit arterieller Hypertension)
- Anamnese: Wie hat sich der Zustand entwickelt, Vorerkrankungen, Trauma, Medikamente in der Umgebung

12.2.2 Neurologische Untersuchung

- **Wachheitszustand + Motorik:** Symmetrische/asymmetrische Bewegungsmuster, Paresen, MER, Bauchhautreflex, Pyramidenbahnzeichen, Hyperreflexie, Krampfbereitschaft (Zittern), tonischer Zustand?
- **Pupillenreaktion** und -größe, seitengleich? Kornealreflex, okulozephaler Reflex

❯ HWS-Trauma möglich?), Schluck-/Würgereflex; Verlauf dokumentieren.

- **AVPU/Glasgow Coma Scale** mit Uhrzeit dokumentieren
  - **APUV:** Für **Notfallversorgung** praktikabel: **Alert-verbal-pain-unresponsive-Skala (AVPU)** (▶ Abb. 21.1) → Indikation zu Atemwegsmanagement bei P und U
  - **Glasgow Coma Scale (GCS):** Schwieriger in praktischer Anwendung. Pädiatrisch modifizierter

Glasgow Coma scale (pGCS), ▶ Tab. 21.2; Koma ab
GCS ≤7, Grenzbereich bei GCS =8, kein Koma ab
GCS ≥ 9

Tipps und Tricks für Glasgow Coma Scale (GCS)
— Sonderfälle (evtl. GCS nicht beurteilbar) bei Augen-
  verletzungen, nach Stromunfällen
— Rasch wechselnder GCS bei Intoxikationen mit
  trizyklischen Antidepressiva
— GCS während und kurz nach epileptischem Anfall
  nicht sinnvoll

— Hinweis auf fokale Neurologie: asymmetrische Reak-
  tion auf Schmerzreiz
— Hirndruckzeichen? (seitendifferente Pupille, lichtstarre
  Pupille, Cushing-Trias mit Bradykardie, Hypertonie
  und Hypopnoe, gespannte Fontanelle beim Säugling,
  Sonnenuntergangsphänomen) → Therapie ▶ Abschn.
  12.2.1
— Meningismus prüfen?

❯ Meningismus bei Kindern <1. Lebensjahr mit Meningitis nicht obligat vorhanden.

12.2.3 Sonstiger Untersuchungsstatus

— Sofort kapillär Glukose messen
— Haut: Rekap-Zeit (normal <3 sec), Herzfrequenz,
  Exsikkose, Verletzungen (besonders Schädel), Blu-
  tungen, Petechien (Meningokokkensepsis, Trauma),
  Zyanose, Ikterus, Einstichstellen (Diabetes, Drogen)
— Geruch: Azeton (diabetisches Koma), Foetor hepaticus,
  Harngeruch (urämisches Koma), Alkohol, etc.

- Fieber?
- Schädel: Inspektion, Abtasten: Hämatom/Fraktur, Fontanelle vorgewölbt/eingefallen, Liquordrainage-system bei Z. n. Hydrozephalus zu tasten?
- Abdomen: Organomegalie, Invaginationswalze bei Säuglingen (kann als Koma imponieren)

12.2.4 Anamnese

- Wann, wo gefunden, offensichtliche Ursachen wie Trauma, Diabetiker (dann meist Hypolykämie), Intoxikation/Alkohol. Zustand nach Krampfanfall?
- Medikamenteneinnahme? Ingestionsunfall möglich?
- Dynamik der Symptome/des Komas? Vorausgehender Infekt, Enteritis?
- Bewusstlosigkeit wie eingetreten?
- Abrupt: Anfall, Trauma, Arrhythmie, Blutung
- Graduell: Infektion, Stoffwechsel, Intoxikation
- Vorbestehende Erkrankungen: Epilepsie, Diabetes, Stoffwechselerkrankung, Herzfehler/Arrhythmie, onkologische Erkrankung, Gerinnungsstörung, Antikoagulation, Hydrozephalus (wird von den Eltern oft vergessen zu berichten, explizit nachfragen)
- **DD bedenken!** V. a. Gewalttat/Schütteltrauma bei Säuglingen → »Kindesmisshandlung«? Suizid? Zimmerbrand (CO, Cyanid), Hypoxie (plötzlicher Kindstod)

12.3   Therapie

▬ Siehe Algorithmus, ⬛ Abb. 12.1.

12.3.1 Spezifische Therapiemaßnahmen

- **Verdacht auf Hirndruck mit Hirnstamm-einklemmung**

Beispielsweise bei Shuntdysfunktion, Elektrolytstörung, Hirntumor, Meningitis: seitendifferente Pupillen, einseitig lichtstarre Pupille (DD: Augenverletzung, vorbestehende Abnormalität, Mydriatikum, Status epilepticus, Zustand nach Krampfanfall, Z. n. Hochspannungsverletzung):

▬ **Sofort Versuch**, ICP zu senken: Intubation, Beatmung (dann auch leichte Hyperventilation anstreben), ggf. Thiopental, RR stabilisieren! Oberkörper ca. 30° hochlagern, Kopf in Mittelstellung

▬ **Verlegung** so, dass sofort Bildgebung und chirurgische Entlastung möglich, in der Regel CCT, bei offener Fontanelle erst Ultraschall, dann CCT

- **Hypoglykämie**

Sofort Zugang (ggf. i. o.): Glukose 20 %, 2,5 ml/kg i. v./i. o. oder Glukose 10 % 5 ml/kg i. v./i. o.

- **Epileptischer Anfall**

▶ Kap. 11, aber an DD und Hypoglykämie denken!

- **Postikterischer Zustand**

▬ Keine Blickdeviation, hypotoner Muskeltonus, Dauer zumeist 5–15 min.

▬ Keine präklinische Therapie nötig, engmaschige Überwachung: Patienten mitnehmen, in Klinik zur Diagnostik, da Meningitis oder Hirntumor präklinisch nicht auszuschließen.

- **Meningitis-/Enzephalitis-Verdacht**

Meist bei kurzen Transportwegen <30 min keine spezifische/antibiotische Therapie erforderlich, falls vorhanden ggf. Ceftriaxon oder Cefotaxim 100 mg/kg i. v. als Einzeldosis

- **Verdacht auf Meningokokkensepsis**

► Kap. 9: Sofort Zugang, ggf. i. o, Volumen (Ringer-Acetat., NaCl 0,9%, balancierte VEL 20 ml/kg/Bolus) rasch und wiederholt, bis Rekap-Zeit/Blutdruck normalisiert (möglichst innerhalb 10–15 Min), s. Ablaufschema ► Kap. 9 »Schock«.

- **Rhythmusstörung**

► Abschn. 8.1

- **Hypovolämie**

Klinisch Exsikkose, anamnestisch Erbrechen und/oder Diarrhö oder akute Blutung: Sofort Zugang, ggf. i. o.

Volumen (Ringer-Acetat., NaCl 0,9%, balancierte VEL 20 ml/kg/Bolus) rasch und ggf. wiederholt, bis Rekap-Zeit <3 Sek./Blutdruck normalisiert (► Kap. 9).

- **Schädel-/Hirn-Trauma**

HWS-Immobilisation bei entsprechender Indikation ggf. Intubation, Blutdruckstabilisierung. Bei Einklemmungszeichen Intubation, Hyperventilation, Thiopental (► Kap. 14).

- **Diabetisches Koma/Ketoazidose**

Schocktherapie (falls Kreislaufschock vorliegt) mit Vollelektrolytlösung, präklinisch keine Insulingabe.

- **Intoxikationen**

► Kap. 13, meist keine spezifische präklinische Therapie außer dem Erhalt der Vitalfunktionen. Bei oft nicht bekannter Ätiologie ist eine Antagonisierung (z. B.

Opiate) selten möglich (NW! Halbwertszeit, oft besser: Intubation, Beatmung).

— Nach Einnahme von Metoclopramid an extrapyramidal-motorische Symptome + Koma denken (▶ Abschn. 13.4).

■ **Angeborene Stoffwechselerkrankungen**

Zumeist rasche Anabolisierung notwendig, Glukose-Infusion mit 10 mg/kg/min = Glukose 10% 6,0 ml/kg/h

12.3.2 Bemerkungen zu den Differenzialdiagnosen

■ **Primär zerebrales Koma**

— SHT, zerebrovaskuläre Insulte, Sinusvenenthrombose (onkologische Kinder), Subarachnoidalblutung, intrakranielle Blutung, postischämisch-anoxisch

— Intoxikation (häufig!), z. B. mit Opiaten

— Typisch: Eltern besitzen Methadon oder Opiate, dann stecknadelkopfgroße Pupillen, Apnoe. DD: KO-Tropfen: klinisch ähnlich mit Apnoen, extrem rascher Beginn, normal weite Pupillen

— Epilepsie: Status oder postiktisch (postiktal), Infektion (Meningitis, Enzephalitis, Sepsis).

■ **Diabetisches Koma**

Sehr tiefe Atmung (Verwechslungsrisiko mit Hyperventilation), Abdominalschmerzen, Azetongeruch, Exsikkose, Tachykardie, Hypotonie, weite Pupillen, Reflexabschwächung. Anamnese! Diagnose: BZ!

■ **Hypoglykämisches Koma**

Blässe, schweißige Haut, Tachykardie, Hypotonie, gesteigerte Reflexe, Krampfanfälle. Einstichstellen, Notfallausweis (Diabetes, Stoffwechselerkrankung), Anamnese.

- **Arrhythmien**

Seltener als bei Erwachsenen, gelegentlich Anamnese früherer ungeklärter Bewusstlosigkeit, Wiederbelebungsereignisse, Herzoperationen, oder plötzliche Todesfälle bei Verwandten: Long-QT-Syndrom (typisch: Kollaps aus Wachheit), totaler AV-Block (typisch: Neugeborenes einer Mutter mit Lupus), supraventrikuläre Tachykardie (typisch: Verlauf über Stunden/Tage, Neugeborenes/Säugling blass/grau, zunehmend eingetrübt).

12.3.3 Sehr seltene, aber potenziell gefährliche Ursachen bei Kindern

- Hepatisches Koma (Fötor)
- Urämisches Koma
- Hypophysäres Koma: Selten, aber einige Besonderheiten: sekundäre Hypothyreose → Bradykardie, Hypothermie, Hypoventilation, trockene, pastöse Haut
- Sekundärer Hypokortisolismus → Hypotonie, Hypoglykämie, Exsikkose
- Addison-Krise: Schwäche, Erbrechen, Exsikkose, Zyanose, Hypotonie, kalte Haut, Hyperpigmentation, Hypoglykämie, Tachykardie, kolikartige Bauchschmerzen. Bei Neugeborenen: AGS mit Salzverlust. Virilisierung?, meist durch Screening bekannt
- Thyreotoxische Krise: Warme Haut, Tachykardie, Fieber, Schwirren über der Schilddrüse, Erbrechen, Durchfall, Gewichtsabnahme, große RR-Amplitude, Exsikkose
- Hypothyreotisches Koma (Myxödem): Struma, Makroglossie, pastöse Haut, prallelastisches Ödem, Bradykardie, Hypothermie, Perikarderguss
- Sonstige: Hypertone Krise, Wasserintoxikation mit Hirnödem bei HUS, SIADH; Sepsis, Invagination bedenken

Tipps und Tricks bei Bewusstlosigkeit
- Bei disparaten Befunden bei Jugendlichen auch an Hyperventilationstetanie, psychogenen Anfall denken, aber Vorsicht: Ausschlussdiagnose! Evtl. in Rückenlage Arm über Gesicht hochhalten, loslassen → bei psychogenem Anfall fällt der Arm immer neben das Gesicht.
- DD: Kussmaul-Atmung bei diabetischer Ketoazidose/Hyperventilation.

Vergiftung/ Ingestionsunfälle

© Springer-Verlag GmbH Deutschland 2019
T. Nicolai, F. Hoffmann, *Kindernotfall-ABC*
https://doi.org/10.1007/978-3-662-49797-5_13

13.1 Kernpunkte

- **Häufigste Ursache**
- Kleinkinder: Akzidentelle Einnahme eines Giftes
- Jugendliche: Suizidale oder experimentelle Gifteinnahme

- **Maßnahmen**
- Vitalparameter supportiv erhalten, spezifische Gifttherapie präklinisch selten möglich/notwendig
- Gifte/Substanzen asservieren/mitnehmen (Tablettenschachteln, Flaschen, Pilzmahlzeitsreste), Anamnese!

- **Akut- und Frühsymptome antizipieren**
- Apnoen
- Atemwegsobstruktion durch Tonusverlust pharyngeal
- Koma
- Epileptischer Anfall
- Krampfanfall
- Aspirationsgefahr
- Arrhythmien
- Hyperthermie

❯ Durch eigene Maßnahmen keine gefährlichen Neben-
    wirkungen provozieren!

■ **Gefährliche Intoxikationen**
▬ Antiarrythmika
▬ Trizyklische Antidepressiva
▬ Opiate
▬ KO-Tropfen
▬ Paracetamol
▬ Betablocker
▬ Kalziumantagonisten
▬ Alkohol
▬ Kokain, Ecstasy etc.
▬ Ätzende Flüssigkeiten/Substanzen (Rohr-frei, Reini-
    gungslösungen für den professionellen Anwendungs-
    bereich)
▬ Pilze
▬ Manche Pflanzen (Digitalis, Engelstrompete, Gold-
    regen, Eiben, Maiglöckchen, Herbstzeitlose)

13.2   Praktisches Vorgehen

13.2.1 Alarmierungsgrund

▬ Vergiftung bekannt (Tablettenschachtel aufgefunden,
    Tabletten/Substanz im Mund des Kindes etc.) → bei
    Substanzliste (s. u.) nachsehen, Giftzentrale kontak-
    tieren
▬ Kind symptomatisch (meist somnolent/komatös),
    Vergiftung als Ursache vermutet → Vitalparameter
    supportiv therapieren, mögliche Vergiftungsquellen
    asservieren

13.2.2 Häufige Situationen bei Ankunft des Kindes beim Kind

- Wach/weckbar → meist keine Maßnahme erforderlich
- Koma/somnolent (AVPU, GCS, Pupillenreaktion) und keine Atmung/insuffiziente Atmung/Zyanose → Atemhilfe (O_2, Maskenbeatmung) (▶ Kap. 7)
- RR? Rekapillarisierungszeit >3 sec, Kalt-warm-Grenze an den Extremitäten vorhanden? → **Schock** → **Volumengabe** (▶ Kap. 9)
- Glukose kapillär messen → Hypoglykämie; → Glukose 20 %, 2,5 ml/kg oder Glukose 10 % i. v., 5 ml/kg!

- Giftentfernung
- **Haut:** Entfernen benetzter Kleidungsstücke, Reinigung mit fließendem Wasser und Seife
- **Auge:** Erstversorgung: Säure, Laugen, Kalk: intensiv sofort mit fließendem Wasser spülen; bei Blepharospasmus evtl. Lokalanästhetikum (einige Tropfen 2%iges Lidocain); ausreichend ektropionieren! Dann muss jede Augenverletzung dem Augenarzt vorgestellt werden
- **Magen-Darm-Trakt:** Entfernung »nach oben«: Erbrechen → **präklinisch fast nie indiziert!**

13.2.3 Rücksprache mit Giftnotrufzentrale

- Bei relevanter Symptomatik oder bei V. a. relevantes Gift + lange Transportzeit → Rücksprache Giftnotrufzentrale
- W-Fragen vor Anruf klären (◘ Tab. 13.1)
- Wo anrufen? Bei gefährlichen oder unklaren Vergiftungen: therapeutischen Rat einholen bei einer der Giftnotrufzentralen (jeweils aktuellste Informationen erhältlich):

◨ **Tab. 13.1** W-Fragen

Wer?	Alter, Gewicht
Wann?	Ungefähre Uhrzeit
Was?	Alle fraglichen Substanzen/Behälter mitbringen lassen/Asservate (u. a. Erbrochenes), insbesondere bei Pilzen zur Bestimmung durch Pilzexperten oder Bestimmungsbuch (oft schwierig), Sporenbestimmung
Wie viel?	Geschätzte Maximalmenge (wie viel fehlt in Blisterpackung etc.?)
Wie?	Oral, inhalativ, kutan, intravenös
Weshalb?	Akzidentell, suizidal, Drogenkonsum

Giftnotrufzentralen
— Berlin Tel. 030–19240 (Kinderschwerpunkt)
— Bonn Tel. 0228–19240
— Erfurt Tel. 0361–730730
— Freiburg Tel. 0761–19240
— Göttingen Tel. 0551–19240
— Homburg Tel. 06841–19240
— Mainz Tel. 06131–19240
— München Tel. 089–19240
— Wien Tel. 01–4064–343
— Zürich Tel. 01–251–5151
— Internet: http//www.giftnotruf.de, www.toxinfo.org

13.3 Spezifische Vergiftungen, die bei Kindern häufig oder besonders relevant sind

13.3.1 Ungefährlich, aber häufig

- ASS: <75 mg/kg
- Paracetamol: <dreifache altersbezogene Einzeldosis
- Codeinphosphat: <2 mg/kg

13.3.2 Häufigste Ingestion: Zigaretten/ Nikotin

- Nur extrem selten Maßnahmen nötig!
- Keine Giftentfernung, wenn
  - 6–9 Monate: <1/3 Zigarette
  - 9–12 Monate: 1/3 Zigarette oder 1/2 Kippe
  - 1–5 Jahre: 1/2 Zigarette oder 1 Kippe
  - 6–12 Jahre: 3/4 Zigarette oder 2 Kippen
  - Über 12 Jahre: bis zu 1 Zigarette oder 2 Kippen
- Symptommaximum bei Nikotin 2–3(–4) h nach Ingestion
- **Präklinisch praktisch nie Therapie erforderlich!**

13.3.3 Alkohol

Bei bewusstlosem Patienten: i. v. Zugang
- GCS <8 → Intubation, bei Jugendlichen Crash-Einleitung ohne Zwischenbeatmung!
- Glukose messen: Hypoglykämie ->20 % Glukose: 2,5 ml/kg
- Exsikkose (häufig): NaCl 0,9 %/Ringer-Lsg. 20 ml/kg/h

- Hochprozentige Glukosegabe ohne Hypoglykämie ist nicht allgemein üblich, führt nach unserer Erfahrung aber oft zum vorübergehenden Erwachen der Kinder.
- Wenn Kind aufwacht: Neurostatus (fokal-neurologische Zeichen bzw. Seitendifferenzen → DD intrakranielle Hämorrhagie) dokumentieren

13.3.4 Benzodiazepine

- Kind müde, schläft, Hypopnoe
- Therapie meist nur supportiv, evtl. Flumazenil

13.3.5 Opiate

- Typisch: Koma + Hypopnoe/Apnoe + enge Pupillen
- Setting: Eltern User/Methadonprogramm o. Ä., Code-in-Hustensaft
- **Therapie:** supportiv
- Atmung vermindert: Atemhilfe (▶ Kap. 7)
- GCS <8 Beatmung durch Larynxmaske oder Intubation
- Antidot-Gabe mit Naloxon (Cave: kurze Halbwertszeit, ggf. nachdosieren!)
- Antidot-Gabe nicht zwingend, stattdessen Beatmung

13.3.6 4-Hydroxybutansäure GHB (Gamma-Hydroxybuttersäure)= KO-Tropfen

- Gefährlich!
- Wirkung rasch, unvorhersehbar, wie Alkohol, extrem schmale tolerierte Dosierungsbreite
- Hauptproblem Apnoen, Koma
- **Therapie:** symptomatisch = Intubation + Beatmung!

13.3.7 **Aspirin**

- Toxisch ab 75–100 mg/kg
- Präklinisch ggf. nur symptomatische Therapie, aber Klinikeinweisung

13.3.8 **Trizyklische Antidepressiva**

- Häufig gerade bei Jugendlichen, Suizidversuchen
- Sehr unangenehmes Mischbild aus Agitation, tiefem Koma, Krampfanfällen, Hypertonie (initial), Tachykardie (typisch), Hypotonie und Arrhythmien (teilweise durch Hypoxie, Azidose)!

- **Diagnostik**
- Neurostatus! ABC-Regel (▶ Kap. 5)!
- EKG: QRS-Verbreiterung

- **Therapie**
- GCS <8: Intubation; Beatmung: keine respiratorische Azidose zulassen, evtl. Hyperventilation
- Hypoxie unbedingt vermeiden
- RR normal halten!
- 1–2 ml/kg Natrium-Bicarbonat 8,4 %
- Evtl. vorsichtige (5 ml/kg) Bolusgabe von NaCl 0,9 %
- Wenn kein Effekt auf Blutdruck: Noradrenalin oder Dopamin
- Arrhythmien: Natrium-Bicarbonat (2 ml/kg/Dosis), pH 7,4–7,5, zusätzlich O_2, Lidocain, Phenytoin, Defibrillation, Magnesium
- Epileptische Anfälle: Diazepam, Midazolam
- Evtl. Lipidrescue (s. u. bei Antidota)

198   Kapitel 13 · Vergiftung/Ingestionsunfälle

❯ Kein Physostigmin (Asystolie), kein Chinidin, kein
Disopyramid, kein Procainamid (kontraindiziert).
Keine Betablocker!

13.3.9   Cocain

- Probleme
- Hypertension, Arrhythmien, Krampfanfälle, Hyper-
thermie (evtl. maligne), Verwirrtheit, Hirnblutungen,
Angina pectoris, Herzinfarkt

- Therapie
- **Supportiv**
  - Krampfanfälle: Benzodiazepine, Phenytoin,
Phenobarbital
  - Hypertension: Benzodiazepine, Nifedipin,
Phentolamin, Nitroprussid, Urapidil
  - Hyperthermie: passive Kühlung, evtl. Dantrolen,
Volumengabe NaCl 0,9 % 20 ml/kg
  - Erregtheit: Benzodiazepine, keine Phenothiazide!

❯ Bei Hypertonie + Thoraxschmerzen keine selektiven
β-Blocker, da Infarktgefahr durch Blockierung der di-
lativen Wirkung der β-Aktivität an den Koronarien
bei ungebremster α-Aktivität durch Cocain!

13.3.10   Ecstasy

- Hyperthermie, Hypovolämie, Zähneknirschen
- NaCl 0,9 %/Ringer-Acetat/VEL 20 ml/kg wiederholt,
passive Kühlung (Eiswürfel)

13.3.11   **Digoxin**

- **Symptome**
- Benommenheit, Sehstörungen, Übelkeit

- **Probleme**
- Arrhythmien, Hyperkaliämie (typisch, direkt spiegel-abhängig)

- **Therapie**
- Zur Überbrückung bis zur Gabe von Digoxin-Anti-körpern
  - Tachykardie (PAT, Kammertachykardie), ventri-kuläre Arryhthmien: Phenytoin (VES), Lidocain
  - Bradykardie (AV-Block I-III, SA-Block, AV-Knoten-ersatzrhythmus): Atropin

13.3.12   **Betablocker**

❯ Die Intoxikation mit Betablockern zählt zu den gefährlichen Vergiftungen!

- **Symptome**
- Hypoglykämien, Bradykardie, Hypotonie, Herzinsuffi-zienz, Somnolenz/Koma

- **Therapie**
- Siehe auch Reanimation (▶ Kap. 5)
- Atropin
- Dopamin (oder Orciprenalin) bis 100 × therap. Dosis
- Glukagon 100 μg/kg KG, dann 70 μg/kg/h (=Antidot-Therapie!), ◻ Tab. 13.2
- Evtl Lipidrescue (s. u. bei Antidota)

◼ Tab. 13.2 Dosierung Glucagon

Glucagon (1 mg/ml)	Dosierung	5 kg	10 kg	20 kg	30 kg
Betablocker-Intoxikation	0,1 mg/kg i. v. als Bolus, dann 0,07 mg/kg/h*	0,5 ml	1,0 ml	2,0 ml	3,0 ml
		3,5 ml/h*	7,0 ml/h*	14,0 ml/h*	21,0 ml/h*

* 0,07 mg/kg/h als Dauertropf: 1 mg=1 ml + 9 ml Aqua → Konzentration 0,1 mg/ml.

13.3.13   Kalziumantagonisten

❯ Die Intoxikation mit Kalziumantagonisten zählt zu den gefährlichen Vergiftungen!

▪ **Substanzen**
Nifedipin – Diltiazem – Verapamil

▪ **Symptome**
▬ Flush, Somnolenz, Krampfanfall, AV-Block Grad I–III, kardiogener Schock, Hyperglykämie, Hypokaliämie

▪ **Therapie**
▬ Atropin, Calciumglukonat 10 %: 0,5 ml/kg KG über 5–10 Minuten i. v., Dopamin/Dobutamin/Adrenalin, Glukagon 0,1 mg/kgKG, dann 0,3–2μg/kg/min, Glukose-Insulin 1 g/kg KG–1 IE/kg KG, evtl. Lipidrescue (s. u.)

13.3.14   Pflanzen

- **Freilandpflanzen**
- Atropinartige Wirkung (Therapie ggf. Physostigmin): Bilsenkraut, Engelstrompete, Stechapfel, Tollkirsche
- Digitalisartige (kardiotoxische) Wirkung (Therapie ggf. Digitalisantidot): Eibennadeln, Fingerhut, Maiglöckchen, Oleander
- Neurotoxisch: Eisenhut, Schierling, Seidelbast
- Reizwirkung lokal: Wiesenbärenklau, Wolfsmilch
- Gastroenteritis: Gartenbohne (roh), Goldregen, Pfaffenhütchen, Sadebaum
- Arsenartige Wirkung: Herbstzeitlose, Rizinus

- **Zimmerpflanzen**
- Effekte = lokale Reizwirkung
- Therapie nur, wenn Symptome innerhalb 30 min
- Lokalanästhetikum (Augen, Schleimhäute) Prednison 2 mg/kg i. v. bei Obstruktion der Atemwege
- Ggf. Augenspülung

- **Pilze**
- Knollenblätterpilz: massivste Gastroenteritis, Leberversagen verzögert
- Pantherpilz: Ataxie, Wechsel von Somnolenz und Agitiertheit, Halluzinationen, Krampfanfall (Therapie ggf. Diazepam)

13.4   Wichtigste präklinisch sinnvolle Antidota

- **Anticholinum (Physostigmin) (1 ml = 0,4 mg)**
- Initial 0,2 mg i. m./i. v., Wdh. alle 5 min, bis Gesamtdosis 2 mg oder je nach Symptomen

- **Indikation**: Alkohol und Verwandte, Antihistaminika, Benzodiazepine, atropinhaltige Pflanzen (Engelstrompete, Tollkirsche, Bilsenkraut, etc.), Psychopharmaka (Phenothiazine, trizyklische und tetrazyklische Antidepressiva, und andere)

- **Atropin (10 mg/ml)**
- 1 ml = 10 mg Atropin initial
- 0,1 mg/kg KG i. v., anschließend nach Bedarf (4–200 mg/h) im Dauertropf
- **Indikation**: Organophosphat-Intoxikation (Insektizid)

- **Toluidinblau (10 ml = 0,3 g)**
- Toluidinblau 2–4 mg/kg KG i. v., Wiederholung nach 30 min
- **Indikation**: Methämoglobinämie jeglicher Genese (Lokalanästhetika), Vergiftung mit Zyaniden, Blausäuren, Schwefelwasserstoff und Rauchgasen bei Kunststoff- oder Schwelbränden

- **Cyanokit (2,5 g, Hydroxycobalamin)**
- 70 mg/kgKG i. v., bei schweren Vergiftungen 1–2 × wiederholen
- **Indikation**: Vergiftungen mit Blausäuregas und Cyaniden (Einatmen von blausäurehaltigen Rauchgasen)

- **Naloxon (0,4 mg/ml)**
- 0,01 mg/kg i. v., nach 3–5 min ggf. Wiederholung
- **Indikation**: Opiatintoxikation

- **Biperiden (Akineton) (5 mg/ml)**
- 0,05–0,1 mg/kg KG (maximal 5 mg) langsam i. v.
- **Indikation**: zentrale cholinergen Effekte nach Gabe/ Ingestion von Psychopharmaka, Metoclopramid (bei Kindern nicht selten!)

- **Anexate (Flumazenil) (0,5 mg/5 ml oder 1 mg/10 ml)**
- 0,01 mg/kg i. v., ggf. mehrfach wiederholen, da Halbwertszeit von Benzo häufig länger
- Indikation: Intoxikation mit Benzodiazepinen

- **Intralipid (200 mg/ml)**
- z. B. akzidentelle i. v.-Injektion von Lokalanästhetika bei Zahnarzt Lipidrescue-Therapie mit Intralipid 20 % 1,5 ml/kg/KG als Bolus, danach 0,1–0,5 ml/kg/min für 30 min (evtl. auch bei Calciumkanalblocker, Betablocker, Trizyklika, Cocain, etc.), max. Dosierung 10 ml/kg während der ersten 30 min.
- Findet zunehmend Verbreitung.
- Aufhebung der Kardiotoxizität stark lipophiler Substanzen.
- Infusion nach kardialer Stabilisierung für mind. 10 min aufrechterhalten.

13.5 Ingestion/Verätzungen

- **Allgemeines**

Gefährlich vor allem Laugen und Säuren, die in andere Behältnisse umgefüllt wurden:
- **Laugen**: Ammoniak, Bleichmittel, Waschmittel, Geschirrspülreiniger, Natronlauge, Batterien (Knopfbatterien), Rohrreiniger
- **Säuren**: Schwefelsäure, HCl, Toilettenreiniger (Domestos etc.), Algenentferner

- **Vorgehen**
- Ingestierte Lösung mitbringen lassen. pH messen! Zeitpunkt/Menge der Ingestion?

- Ätzspuren im Mundbereich/Lippen? Hauterosionen Gesicht/Hals? Speichelfluss?
- Nüchtern lassen. Kein Wasser oder Milch trinken lassen
- Erbrechen auslösende Medikamente auf jeden Fall vermeiden, keine Magensonde
- Präklinisch i. v.-Zugang, ausreichend Flüssigkeit i. v.
- Analgesie (▶ Kap. 3)
- Transport in Klinik mit Chirurgie und Gastro-enterologie
- Weitere Therapie wie Omeprazol, Steroide etc. erst in der Klinik

Traumatologische Notfälle

© Springer-Verlag GmbH Deutschland 2019
T. Nicolai, F. Hoffmann, *Kindernotfall-ABC*
https://doi.org/10.1007/978-3-662-49797-5_14

14.1 Kernpunkte

- **Besonderheiten bei Kindern**
- Schnelle Auskühlung → schnell in vorgewärmten RTW bringen, Infusionen anwärmen
- Schädel-Hirn-Trauma häufig ohne sichtbare Prellmarke
- In Relation schwerer Kopf → bei SHT immer auch an HWS-Affektion denken
- Beim Thoraxtrauma häufig Lungenkontusionen ohne Rippenfrakturen
- Oberbrauchorgane bei Trauma wegen horizontal stehender Rippen exponiert

- **Typische Unfallmechanismen**
- Verkehrsunfälle (Fußgänger, Radfahrer, Beifahrer Auto)
- Sturz aus großer Höhe (Fenstersturz, Baumhaus etc.)

- **Verletzungsmuster**
- Schädel-Hirn-Trauma 70–90 % (Anteil der mittelschweren und schweren SHT höher als bei Erwachsenen)
- Thoraxtrauma 30–44 %

- Abdominaltrauma 19–33 %
- Extremitätentrauma 26–63 %
- Wirbelsäulentrauma 5 %

- **Häufige Kombinationsverletzungen**
- Sturz aus großer Höhe: SHT + periphere Frakturen
- Unfall als Fußgänger gegen Auto: SHT, Lungen-kontusion und Femurfraktur
- Roller- und Fahrradstürze: Verletzung von Pankreas, Duodenum und Leber
- Überrolltrauma: z. B. Beckenfrakturen, Darm-verletzungen, Blasenrupturen

- **Letalität**
- SHT > Thoraxtrauma > Abdominaltrauma > Frakturen

14.2 Polytrauma

14.2.1 Erstuntersuchung (primary survey)

- **Notfalluntersuchung nach dem AcBCDE-Algorithmus**
(◘ Abb. 14.1)

AcBCDE-Algorithmus
- **A** = **A**temwege freimachen und frei halten
- **c** = **c**ervical spine immobilization
- **B** = **B**eatmung
- **C** = **C**irculation (Kreislaufprüfung und Schock-behandlung)
- **D** = **D**isability (Neurologischer Zustand) → AVPU (► Abb. 21.1) + Kinder-GCS (► Tab. 21.2)
- **E** = **E**nvironment

	Initiale Rettung	Unfallmechanismus, Bergung
Atemwege	Atmung frei und sicher?	Atemwegsobstruktion? Aspiration? Mittelgesichtsverletzungen? Wenn intubiert: Tubuslage?
cord	HWS-Immobilisation	Cervikalstütze in passender Größe Vakuummatratze
Beatmung	Beatmung suffizient?	O_2, Maskenbeatmung mit/ohne Guedel-Tubus, Begl. Thoraxverletzung? → Spannungspneu
Circulation	Kreislauf ausreichend?	Zeichen für hypovolämen Schock? (Rekap-Zeit ≥3 Sek., HF ↑, RR ↓) HF ↓ + RR ↑ als Hirndruckzeichen
Disability	Neurolog. Beurteilung	Pupillenreaktion?, Hirndruckzeichen? Anisokorie?, GCS? AVPU-Score?, BZ
Environment	Umgebung, Wärme	Transport planen Reevaluation

◼ **Abb. 14.1** Erstuntersuchung nach dem AcBCDE-Algorithmus

- ■ Ziel der initialen Diagnostik
- ▬ Frühzeitige Erkennung von begleitenden lebensbedrohlichen Verletzungen (z. B. Thoraxtrauma mit Spannungspneumothorax oder hämorrhagischer Schock bei abdomineller Blutung)
- ▬ **Einleitung entsprechender Sofortmaßnahmen**

- ■ Algorithmus zum Vorgehen bei Polytrauma
- ◼ Abb. 14.2

- ■ Ziel der Initialtherapie

Gesicherter Gasaustausch mit **ausreichender Oxygenierung + stabile Hämodynamik**

14.2.2 Weiterführende Untersuchung

Nach Stabilisierung erneuter Body-Check: Patient von Kopf bis Fuß kurz untersuchen → Erfassung des gesamten Verlet-

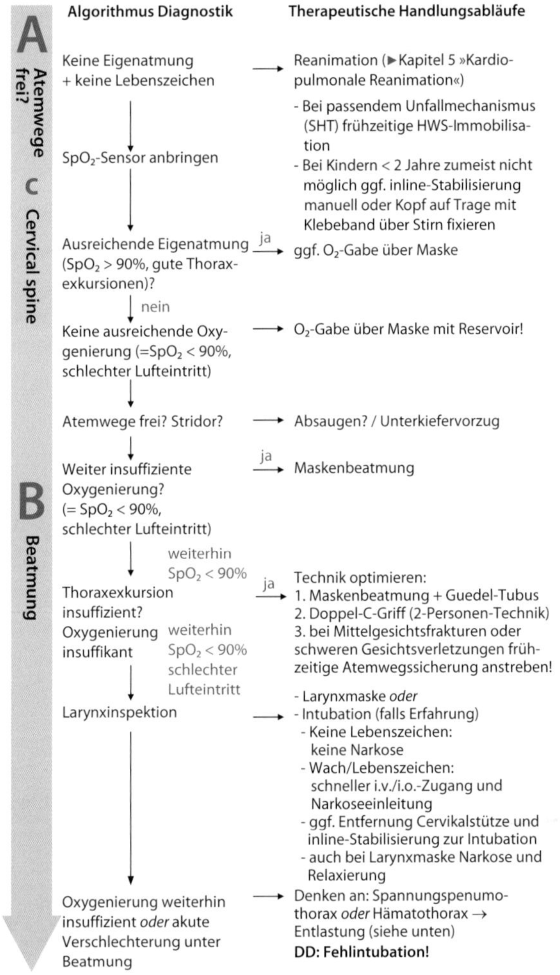

	Algorithmus Diagnostik	Therapeutische Handlungsabläufe

A Atemwege frei?

Keine Eigenatmung + keine Lebenszeichen → Reanimation (►Kapitel 5 »Kardio-pulmonale Reanimation«)

- Bei passendem Unfallmechanismus (SHT) frühzeitige HWS-Immobilisa-tion
- Bei Kindern < 2 Jahre zumeist nicht möglich ggf. inline-Stabilisierung manuell oder Kopf auf Trage mit Klebeband über Stirn fixieren

C Cervical spine

SpO₂-Sensor anbringen

Ausreichende Eigenatmung (SpO₂ > 90%, gute Thorax-exkursionen)? —ja→ ggf. O₂-Gabe über Maske

nein

Keine ausreichende Oxy-genierung (=SpO₂ < 90%, schlechter Lufteintritt) → O₂-Gabe über Maske mit Reservoir!

Atemwege frei? Stridor? → Absaugen? / Unterkiefervorzug

Weiter insuffiziente Oxygenierung? (= SpO₂ < 90%, schlechter Lufteintritt) —ja→ Maskenbeatmung

B Beatmung

weiterhin SpO₂ < 90%

Thoraxexkursion insuffizient? Oxygenierung insuffikant —ja→ Technik optimieren:
1. Maskenbeatmung + Guedel-Tubus
2. Doppel-C-Griff (2-Personen-Technik)
3. bei Mittelgesichtsfrakturen oder schweren Gesichtsverletzungen früh-zeitige Atemwegssicherung anstreben!

weiterhin SpO₂ < 90% schlechter Lufteintritt

Larynxinspektion → - Larynxmaske *oder*
- Intubation (falls Erfahrung)
  - Keine Lebenszeichen: keine Narkose
  - Wach/Lebenszeichen: schneller i.v./i.o.-Zugang und Narkoseeinleitung
- ggf. Entfernung Cervikalstütze und inline-Stabilisierung zur Intubation
- auch bei Larynxmaske Narkose und Relaxierung

Oxygenierung weiterhin insuffizient *oder* akute Verschlechterung unter Beatmung → Denken an: Spannungspneumo-thorax *oder* Hämatothorax → Entlastung (siehe unten)
DD: Fehlintubation!

Abb. 14.2 Algorithmus zum Vorgehen bei Polytrauma

C Circulation

EKG anschließen oder HF-Monitoring über Pulsoxymeter

↓

Kreislauf suffizient?
- Rekap-Zeit Stamm (Sternum) ≥ 3. Sek.
- Pulse nicht verlässlich zu identifizieren
- RR-Messung wäre wünschenswert, aber je nach Alter häufig schwierig
- RR niedrig als Spätzeichen (untere systolische RR-Grenze 70 + 2x Alter in Jahren)

→ ja → i.v.-Zugang → Ringer-Acetat, VEL, NaCl 0,9% 20 ml/kg/h

↓

Kreislauf insuffizient?
Rekap-Zeit Stamm (Sternum) ≥3. Sek.

→ ja → i.v.- oder **i.o.-Zugang (früh intraossär!)**

Schocktherapie:
- Bolusgabe Ringer-Acetat, VEL, NaCl 0,9%* **20 ml/kg**
  - Aus der Hand über 50 ml-Spritze so schnell wie möglich
  - Nicht frei tropfen lassen
  - ggf. mehrfach wh. bis Rekap-Zeit <3 Sek.
  *kein Ringer-Laktat bei V. a. SHT, da hypotone Lsg.
- **Gefäßblutung?**
  - bei Blutung aus großem Gefäß: Kompressionsverband ggf. proximal abklemmen
  - abdominelle Prellmarke + Kreislaufinstabilität trotz Volumen → V. a. abdominelle Blutung → **Volumen↑**
  - bei V. a. lebensbedrohlicher Blutung oder florider Blutung; Tranexamsäure 10–20 mg/kg i.v.

↓

Kreislauf weiterhin instabil = Rekap-Zeit ≥3 Sek.?

→
- Meist weiterhin nicht korrigierter Volumenmangel → nochmals Bolusgabe
- bei weiterer Volumenrefraktärität an Spannungspneumothorax denken → Entlastungspunktion
- bei volumenrefraktärem Schock frühzeitig Katecholamine erwägen (Noradrenalin-DTI oder Adrenalin-DTI 01,–0,5 mg/kg/min)

▪ **Abb. 14.2** (Fortsetzung)

D Disability

Neurologische
Beeinträchtigung?
SHT-Verdacht → AVPU-Score (Abb. 2)
GCS Kinder (Abb. 3)

ja → Lagerung 30° Oberkörperhochlagerung
Kopf in Mittelstellung

Keine Reaktion auf
Schmerzreize? Koma? → Atemwegssicherung (LAMA, Intubation)
Wenn wach: Narkose (vorzugsweise
Esketamin 2 mg/kg, Midazolam 0,1 mg/kg
und ggf. Succinylcholin/Rocuronium
1 mg/kg i.v.)
wenn GCS 3: keine Narkose notwendig

Hirndruckzeichen?
Pupillendifferenz,
Streckkrämpfe,
Cushing-Reflex mit Bradykardie
und Hypertension? → ja → Hirndrucktherapie
 - Blutdruck normal halten
   (systolischer RR Säuglinge >70,
   Kleinkinder >80, Schulkinder >90)
 - ggf. Vertiefung der Analgosedierung
 - milde Hyperventilation
   (eCO₂ 30-35 mmHg)
 - SpO₂ >95% halten

Einklemmungszeichen? → ja →
(weite, lichtstarre Pupille) - Thiopental 1 mg/kg/h
 - Hyper-HAES 5 ml/kg i.v.
DD: nicht-konvulsiver Krampfanfall,
Nervenverletzung, Z. n. Elektrounfall

E Environment

Schutz vor Auskühlung → Kind schnell in RTW verbringen

Transportplanung Leitstelle → wie beim Erwachsenen

Patient stabil → nächstes Kinder-Trauma-
Zentrum, bei Transportzeiten >30 min
luftgebundener Transport
Lebensbedrohlicher Zustand → Transport
in nächstgelegene Klinik mit chirurgischer
Abteilung zur Erstversorgung, dann
Weiterverlegung Kinder-Trauma-Zentrum

Abb. 14.2 (Fortsetzung)

Kopf	Pupillenreaktion, Pupillenweite Blutung/Flüssigkeit aus Mund, Nase, Ohren	SHT
HWS	Schiefhals Fehlende Spontanbewegungen des Kopfes	HWS-Fraktur
Thorax	Einziehungen, Instabilität, Schonatmung Vermindertes, rasselndes Atemgeräusch	Thorax-trauma
Abdomen	Prellmarke (Fahrradlenker?), Druck-schmerz, Abdomen aufgetrieben	Bauch-trauma
Extremitäten	Schonhaltung, Schwellung, Schmerzen Offensichtliche Fehlstellung	Frakturen

◙ **Abb. 14.3** Body-Check zur Erfassung der Verletzungsschwere nach Stabilisierung der Vitalfunktionen

zungsmusters (aber kurz halten, keine Verzögerung des Transports), auf Prellmarken achten (◙ Abb. 14.3).

14.3 Spezielle, organbezogene traumatologische Aspekte

14.3.1 Schädel-Hirn-Trauma (SHT)

▬ **Hypotonie und Hypoxie verschlechtern Outcome → Atemwegsmanagement und RR-Optimierung haben höchste Priorität**
▬ Führende Verletzung beim Polytrauma, Letalität bestimmt durch SHT
▬ Ein initialer GCS von 15 schließt eine relevante intra-kranielle Verletzung nicht aus.

▪ **Nicht bewusstloses Kind**
▬ HWS-Immobilisation → V. a. Kombination mit HWS-Verletzung (Zervikalstütze erst ab Kleinkindalter

möglich, ansonsten ggf. Vakuummatratze am Kopf so anmodellieren, dass der Kopf fixiert ist)
- Oberkörperhochlagerung 30°, Kopf in Mittelstellung
- O_2-Gabe → S_pO_2 >95 % halten
- Wenn starke Schmerzen, niedriger Blutdruck, Rekap-Zeit ≥3 Sek. und/oder lange Transportzeit → i. v. oder i. o-Zugang
- Wenn Rekap-Zeit ≥3 Sek → Volumenbolus 20 ml/kg i. v.
- RR-Messung

❯ **Hypotonie verhindern → Volumen + ggf. Noradrenalin-DTI oder Adrenalin-DTI**

- Analgesie mit Piritramid, Fentanyl

❯ **Bei Ketamin/Esketamin: Verschleierung der neurologischen Beurteilbarkeit!**

- **Bewusstloses Kind**
- HWS-Immobilisation (Zervikalstütze erst ab Kleinkindalter möglich, ansonsten ggf. Vakuummatratze am Kopf so anmodellieren, dass der Kopf fixiert ist)
- Oberkörperhochlagerung 30°, Kopf in Mittelstellung
- Frühzeitige Atemwegssicherung durch Larynxmaske oder Intubation (GCS <9)
- Nur wenn tief bewusstlos: keine Notwendigkeit für Narkose
- Wenn Gegenwehr bei Intubation: Esketamin 2 mg/kg i. v. + Midazolam 0,1 mg/kg i. v. + Relaxierung mit Succinylcholin 1 mg/kg / Rocuronium 1 mg/kg i. v.
- Keine Kontraindikation für Esketamin bei SHT → wegen hämodynamischer Stabilität sogar zu bevorzugen, um Hypotonie zu verhindern
- Bei akuter Bradykardie nach SHT: Oxygenierung optimieren! Aber DD: Hirndruck → HF ↓ und RR ↑ = Cushing Zeichen

- Wenn Kind nicht wach → immer BZ-Messung zum Ausschluss Hypoglykämie
- RR normal halten → Volumen 20 ml/kg i. v./i. o. wenn Volumen nicht ausreicht → ggf. Noradrenalin-DTI oder Adrenalin-DTI
- Bei Einklemmungszeichen (weite, lichtstarre Pupillen) → milde Hyperventilation, Vertiefung der Analgosedierung, Thiopental 1 mg/kg/h, Hyper-HAES 5 ml/kg i. v. (■ Abb. 14.3)

14.3.2 **Extremitätenfrakturen**

- Klinik: Schmerzen, Schwellung, keine Spontanbewegung, Achsenfehlstellung
- DMS (Durchblutung, Motorik, Sensibilität) distal der Verletzung
- i. v.-Zugang an nicht betroffener Extremität
- Analgesie (► Kap. 3)
- Ruhigstellung (Vakuumschiene, Schiene)

> **Tipps und Tricks bei Extremitätenverletzungen**
> - Offene Frakturen steril abdecken und schienen, Ruhigstellung der beiden benachbarten Gelenke, ggf. Druckverband bei Blutung
> - Präklinische Reposition unter Zug nur bei Pulsdefizit oder extremer Fehlstellung unter Analgosedierung und Ruhigstellung der beiden benachbarten Gelenke
> - Wichtig: Große Zurückhaltung bei Reposition bei offenen Frakturen und Ellenbogenfrakturen (Gefahr der Verletzung von N. medianus oder A. brachialis)!

14.3.3 **Thoraxtrauma**

━ Klinik: Prellmarke, Mechanismus plausibel?,
S_pO_2, Thoraxexkursionen, Atemgeräusch, Atem-
frequenz, Dyspnoe, Hautemphysem
━ O_2-Gabe
━ Analgesie (▶ Kap. 3)
━ Großzügige Indikation zur Intubation und Beatmung
bei S_pO_2-Abfällen ≤90 %, Tachydyspnoe, insuffizienter
Thoraxexkursionen, abgeschwächtem Atemgeräusch,
Hautemphysem

Tipps und Tricks beim Thoraxtrauma
━ Sehr elastische Thoraxwand → Lungenkontusionen
häufig, Rippenfrakturen selten → Rippenserienfrak-
turen werden häufig gut toleriert!
━ Gefahr bei knöchernen Thoraxverletzungen →
Organverletzungen, Zwerchfellrupturen (meist links,
rechts Schutz durch die Leber)
━ Bei Rippen(serien)frakturen (selten): Pneumothorax,
Hämatothorax, Herzbeuteltamponade
━ Wenn unter Volumenloading gestaute Halsvenen und
fehlende Stabilisierung → an bilateralen Pneumotho-
rax, Hämatothorax oder Hämatoperikard denken
━ Bei Hinweis auf Spannungspneumothorax (einseitiges
Atemgeräusch, hypersonorer Klopfschall, Hautemphy-
sem, obere Einflussstauung, akute Verschlechterung
der kardiorespiratorischen Situation oder mangelnde
Besserung nach Intubation) → Notfall-Entlastungs-
punktion 2./3. ICR medioclaviculär (▶ Abschn. 14.4.5)
━ Massiver Hämatothorax: am Unfallort drainieren
(4. ICR mittlere Axillarlinie), Cave: niemals unterhalb
Intermamillarlinie punktieren (▶ Abschn. 14.4.6)

14.3.4 **Abdominaltrauma**

— Bei Schockzeichen ohne erkennbare sonstige Ursache
immer an Abdominaltrauma denken → Volumensubstitution mit Bolusgaben 20 ml/kg i. v. zur Kreislauf-
stabilisierung, dann **schnellstmöglicher Transport in
Klinik**

Tipps und Tricks bei Abdominaltrauma
- — Leber und Milz bei Säugling/Kleinkind groß und
  noch nicht sicher knöchern durch die Rippen
  geschützt
- — Häufigkeit: Milz > Niere > Leber
- — Sicherheitsgurte können zu schweren Abdominal-
  verletzungen und Wirbelkörperfrakturen führen
- — Präklinische Beurteilbarkeit sehr schwierig, auf Prellmarken, Abwehrspannung, Schock und Schmerzen
  fokussieren
- — Permissive Hypotonie bei schwieriger hämodynamischer Beurteilbarkeit (RR-Messung häufig schwierig
  bis unmöglich) derzeit im Kindesalter nicht empfohlen → großzügige Volumensubstitution

14.3.5 **Beckentrauma**

— Große Blutverluste möglich (wie beim Erwachsenen)

14.3.6 **Wirbelsäulenverletzungen**

— Insgesamt selten, trotzdem jedes schwer verletzte Kind
mit Schaufeltrage umlagern

◘ Tab. 14.1 Volumentherapie bei Trauma

	Dosierung	5 kg	10 kg	20 kg	30 kg
Ringer-Lsg.*/ VEL/NaCl 0,9 %	20 ml/kg	100 ml	200 ml	400 ml	600 ml
Hyper-HAES 6 %	5 ml/kg	25 ml	50 ml	100 ml	150 ml

* Kein Ringer-Laktat bei V. a. SHT, da hypotone Lösung.
VEL = Vollelektrolytlösung, HAES = Hydroxyethylstärkelösung.

— Schonende, achsengerechte Bergung und Lagerung (Zervikalstütze, Spine-board, Vakuummatratze)
— Präklinische Gabe von hochdosiertem Methylprednisolon bei WS-Verletzungen mit neurologischem Defizit **nicht** empfohlen

14.4   Besondere Handlungsanweisungen

14.4.1 Volumentherapie

— ◘ Tab. 14.1
— Bolusgaben aus der Hand über 50 ml-Spritze

14.4.2 Analgosedierung

— ▶ Abschn. 3.1
— Bei eingeklemmtem oder schlecht erreichbarem Patienten an intramuskuläre Gabe von Esketamin 3 mg/kg denken

14.4.3 Narkoseeinleitung für Intubation

▬ ▶ Abschn. 7.7

14.4.4 Therapie bei lebensbedrohlichen Blutungen

▬ Tranexansäure (Dosierung ◪ Tab. 20.56)

14.4.5 Entlastungspunktion »Spannungspneumothorax«

▬ Patient zumeist schon intubiert mit mangelnder respiratorischer Besserung oder akuter respiratorischer Verschlechterung unter Beatmung
▬ Großkalibrige Kanüle (z. B. Plastikverweilkanüle >6 J.:14 G orangefarben oder 0–6 J: 16 G grau)
▬ Mit Kanüle senkrecht in Medioclavikularlinie, (Beachte: parasternal läuft A. mammaria!) auf den Oberrand der 3. Rippe punktieren (3. Rippe = 2. tastbare Rippe)
▬ Kanüle dann über Rippe Richtung Oberrand verschieben und nach Erreichen der Interkostalmuskulatur senkrecht nach dorsal punktieren (2. ICR)
▬ Nach Passieren der Interkostalmuskulatur bei Widerstandsverlust den Mandrin 5 mm zurückziehen
▬ Plastikkanüle dann weiter bis zum Anschlag vorschieben, hörbares Entweichen von Luft (CAVE: bei massivem Druck kann der Mandrin auch von alleine mit großem Druck nach außen gepresst werden und zu Verletzungen des Punktierenden führen, deshalb Mandrin bei Punktion der Pleurahöhle mit Daumen fixieren!)

— Anschließend Metallmandrin ganz entfernen,
  Drainage mit Klebeband fixieren und mit steriler Kompresse abdecken
— Transport: Patient beatmet, Drainage offen

14.4.6 Thoraxdrainage (Minithorakotomie) bei Hämatothorax/Pneumothorax

— Größen s. ◻ Tab. 14.2
— Punktionsort: **4. ICR, mittlere Axillarlinie (Höhe Intermamillarlinie)**
— Thoraxdrainage mit NaCl 0,9 % benetzen
— Hautschnitt mit Skalpell über Rippe
— Bei Kindern <2 Jahre wegen Kleinheit der Interkostalräume keine stumpfe Präparation des Stichkanals möglich, deshalb:
  — Trokar in der Hohlhand, Hautkontakt (»Abstützen«)
  — Punktion in 90° zur Oberfläche
  — Nach Perforation der Pleura Trokar ca. 5 mm herausziehen, Drainage dann über Trokar nach oben und hinten vorschieben, Trokar danach entfernen

❯ Plötzlicher Widerstandsverlust und Gefahr der Verletzung von Mediastinalorganen.

◻ **Tab. 14.2** Größe der Thoraxdrainagen im Kindesalter

Alter	Größe (Ch.)
Säuglinge/Kleinkinder	10–14
Schulkinder	16–20
Jugendliche	24–28

- Ggf. bei größeren Kindern:
  - Mit stumpfer Schere die Interkostalmuskulatur oberhalb der Rippe bis zur Pleura präparieren
  - Drainage ohne Trokar, dann mit dem Finger als Leitschiene unter Zuhilfenahme einer stumpfen Klemme durch den Stichkanal führen
- Blasenspritze aufsetzen und Blut aspirieren
- Annaht (Ethibond 2/0) oder gut mit Pflasterstreifen fixieren
- Transport: Ablaufbeutel, wenn möglich Sog, nicht offen, außer wenn Patient beatmet

Kindesmisshandlung

© Springer-Verlag GmbH Deutschland 2019
T. Nicolai, F. Hoffmann, *Kindernotfall-ABC*
https://doi.org/10.1007/978-3-662-49797-5_15

- Häufig unspezifische Situation/Schädigungsmuster.
- Verdächtige Konstellationen:
  - Säugling/Kleinkind mit Verbrühung im Gesäß-
    bereich oder strumpfförmige Verbrühungen an den
    Beinen.
  - Nach dem Füttern plötzlich leblos + Apnoe
    (Schütteltrauma).
  - Oberschenkelfraktur beim Säugling/Kleinkind.
- Entscheidend ist, daran zu denken!
- Bei entsprechenden Verletzungen oder Plausibilitäts-
  problemen mit beobachteter Verletzung möglichst gute
  Dokumentation der Situation und der Aussagen der
  Eltern.
- Notärzte sind keine Polizisten → keinen unberechtigten
  Verdacht aussprechen.
- Kindeswohl als höchstes Rechtsgut → ggf. das Kind
  unter dem Vorwand eines evtl. künstlich dramatisier-
  ten, medizinischen Problems in die Klinik einweisen →
  detaillierte Übergabe an aufnehmenden Kollegen mit
  klarer Verdachtsäußerung.
- Bei Verweigerung der Mitnahme des Kindes ggf. um-
  sichtiges Gespräch mit Eltern, im Notfall Einschalten
  der Polizei und Inobhutnahme noch vor Ort.

- Bei Ableben des Kindes zu Hause
  - Immer Kriminalpolizei und Staatsanwaltschaft einschalten.
  - Auf Todesbescheinigung »ungeklärte Todesursache« ankreuzen.
  - Eltern über Notwendigkeit der staatsanwaltschaftlichen Obduktion hinweisen.

Thermische Schäden

© Springer-Verlag GmbH Deutschland 2019
T. Nicolai, F. Hoffmann, *Kindernotfall-ABC*
https://doi.org/10.1007/978-3-662-49797-5_16

16.1 Überhitzung (Hitzschlag)

Seit Einführung der Klimaanlagen in Autos selten geworden.

- **Alarmierungsgrund**
- Kleinkind oder Säugling alleine im Auto auf dem Parkplatz während einer Einkaufstour zurückgelassen; bei Rückkehr extreme Temperatur im Auto, Kind hypertherm, bewusstlos, eventuell krampfend vorgefunden
- Jugendliche nach Ecstasy-Genuss (bzw. anderer Adrenergika), dehydriert und hypertherm, bewusstlos zusammen gebrochen vor Diskothek

- **Vorgehen**
- Ggf. Reanimation (▶ Kap. 5)
- Kühlung durch äußere Maßnahmen + Ausgleich des Volumendefizites durch Infusion einer isotonen Lösung (NaCl 0,9%, Ringer-Acetat, VEL 20 ml/kg rasch i. v.)
- Äußere Kühlung durch nasse Handtücher, bespritzen mit Wasser, ggf. Eiswürfel, Cold-Packs o. Ä. (die durch nasse Tücher von der Hautoberfläche getrennt sind)

- Antipyretika sinnlos
- Bei Krampfanfällen Therapie wie beim Status epilepticus (▶ Kap. 11)
- Neurostatus dokumentieren

16.2   Unterkühlung

- **Alarmierungsgrund**
- Unentdeckter Kfz-Unfall im Winter, ausgekühlte Insassen, Skiunfall beim Schulkind
- Säugling/Kleinkind in Tragegestell bei großer Kälte beim Spazierengehen mitgenommen, nicht ausreichend gekleidet; danach Kind bewusstlos, leblos

- **Vorgehen**
- Zunächst Vorgehen nach Schema Reanimation, falls erforderlich (▶ Kap. 5)
- Bei Herz-Kreislauf-Stillstand und sehr tiefer Hypothermie Transport in ECMO-Zentrum überlegen (Skiunfall); ansonsten Transport nach Entfernung kalter Kleidungsstücke, warm eingepackt in die nächste Klinik → dort Erwärmung

Verbrennungen und Verbrühungen

© Springer-Verlag GmbH Deutschland 2019
T. Nicolai, F. Hoffmann, *Kindernotfall-ABC*
https://doi.org/10.1007/978-3-662-49797-5_17

17.1 Alarmierungsgrund

- **90 % Verbrühungen, zumeist 1–3 Jahre alt**
  - Besonders gefährlich: heißes Fett und Öl
  - Typische Unfallmechanismen: Tasse heißes Wasser/ Tee vom Tisch gezogen oder Ziehen an Schnur des Heißwasserkochers → Latzverbrühung Gesicht, Thorax
- **10 % Verbrennungen**
  - Bei Wohnungsbrand immer an Inhalationstrauma und CO-Intoxikation denken
  - Typische Unfallmechanismen: Zündeln, Grillunfall durch Spiritus/Grillanzünder, Explosion

17.2 Einteilung und Schweregrad

- **Tiefenausdehnung** einer Verbrühung präklinisch nur sehr eingeschränkt beurteilbar.
  - Einteilung:
    - I° (Rötung),
    - IIa° (Rötung, Blasenbildung),

- IIb° (blass, Blasenbildung),
- III° (lederartig, nicht mehr schmerzhaft),
- IV° (Verkohlung).
- **Betroffene Körperoberfläche (KOF)** präklinisch häufig überschätzt; Modifizierte Neuner-Regel nach Wallace (Abb. 17.1):
  - Erwachsene: Kopf 9 %, Rumpf 4 × 9 %, Arme je 9 %, Beine je 2 × 9 %
  - Kind: pro Lebensjahr <10 Jahre: Kopf 1 % mehr, Beine 1 % weniger
- **Besser Handflächenregel**: Handfläche einschließlich der ausgestreckten Finger: ca. 1 % der KOF (Abb. 17.2)

> Ab einer Ausdehnung von 10 % KOF Schockgefahr!

17.3 Präklinische Behandlungs- maßnahmen

- **Vitalfunktionen und Kreislauf normalisieren** → engmaschige Flüssigkeitstherapie zur Verhinderung einer sekundären Niereninsuffizienz
- **Analgesie/Analgosedierung**
- Bei Beteiligung von Gesicht/Hals (zirkulär), Atemwegen oder Inhalationstrauma → **Intubation und Beatmung erwägen**
- **Wundversorgung**

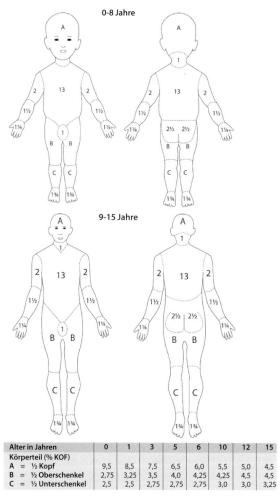

Alter in Jahren	0	1	3	5	6	10	12	15
Körperteil (% KOF)								
A = ½ Kopf	9,5	8,5	7,5	6,5	6,0	5,5	5,0	4,5
B = ½ Oberschenkel	2,75	3,25	3,5	4,0	4,25	4,25	4,5	4,5
C = ½ Unterschenkel	2,5	2,5	2,75	2,75	2,75	3,0	3,0	3,25

Abb. 17.1 Kindliche Körperschemata zur Einschätzung der betroffenen Körperoberfläche

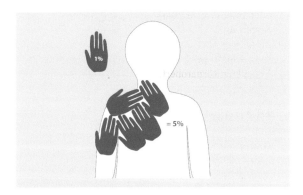

□ Abb. 17.2 »Handregel« zur Einschätzung der betroffenen Körperoberfläche

17.3.1 Infusionstherapie

(□ Tab. 17.1)

- Die betroffene Körperoberfläche und damit die Infusionsmenge wird zumeist überschätzt.
- Bei Transportzeiten <1 Stunde ab Unfallzeitpunkt nicht unbedingt notwendig → lieber rascher Transport.
- Wenn Transport >1 Stunde ab Unfallzeitpunkt oder >5 % (1. Lebensjahr)/>10 % (>1. Lebensjahr) → periphere Infusion
- VEL/NaCl 0,9 %/Ringer-Acetat 20 ml/kg/h
- Wenn Schockzeichen (zentralisiert, Rekapilisierungszeit ≥3 Sek.) → Bolusgaben 20 ml/kg aus der Hand

□ **Tab. 17.1** Infusionstherapie				
Dosierung	5 kg	10 kg	20 kg	30 kg
20 ml/kg/h	100 ml/h	200 ml/h	400 ml/h	600 ml/h

oder mittels Druckinfusion bis zur klinischen
Besserung
— Bei Schockzeichen und fehlendem peripheren i. v.-Zugang → sofortiger i. o.-Zugang (auch über verbrannter/
verbrühter Körperoberfläche)!

17.3.2 Analgesie

- **Ohne i. v.-Zugang**
(◘ Tab. 17.2, ◘ Tab. 17.3)

- **Mit i. v.-Zugang**
(◘ Tab. 17.4)

17.3.3 Intubation/Beatmung

Selten notwendig, obligat bei:
— Inhalationstrauma (Ruß im Mund/Rachen, Heiserkeit)
— Perioral zirkulären Verbrennungen

◘ Tab. 17.2 Intranasal (über Mucosal Atomization Device MAD)

	Dosierung	5 kg	10 kg	20 kg	30 kg
Esketamin (25 mg/ml)*	2,0 mg/kg intranasal	0,4 ml	0,8 ml	1,6 ml	2,4 ml
+	+	+	+	+	+
Midazolam (5 mg/ml)	0,3 mg/kg intranasal	0,3 ml	0,6 ml	1,2 ml	1,8 ml
oder					
Fentanyl 50 µg/ml	1,5 µg/kg intranasal	0,15 ml	0,3 ml	0,6 ml	1,2 ml

* Gegebenenfalls Ketamin anstelle von Esketamin mit doppelter Dosierung, ml-Angabe aber bei doppelter Konzentration der Substanz gleich.

◻ **Tab. 17.3** Rektal (über Rektalapplikator oder abgeschnittene kurze Leitung tief rektal)

	Dosierung	5 kg	10 kg	20 kg	30 kg
Esketamin (25 mg/ml)*	5 mg/kg rektal	1,0 ml	2,0 ml	4,0 ml	6,0 ml
+	+	+	+	+	+
Midazolam (5 mg/ml)	0,3 mg/kg rektal	0,3 ml	0,6 ml	1,2 ml	1,8 ml

* Gegebenenfalls Ketamin anstelle von Esketamin mit doppelter Dosierung, ml-Angabe aber bei doppelter Konzentration der Substanz gleich, ggf. alle 10–20 min wiederholen.

◻ **Tab. 17.4** Analgesie mit i. v.-Zugang bei Verbrennungen

	Dosierung	5 kg	10 kg	20 kg	30 kg
Piritramid 1 mg/ml[1]	0,1 mg/kg i. v.	0,5 ml	1,0 ml	2,0 ml	3,0 ml
oder					
Fentanyl 50 µg/ml	1 µg/kg i. v.	0,1 ml	0,2 ml	0,4 ml	0,6 ml
oder					
Morphin 1 mg/ml[2]	0,1 mg/kg i. v.	0,5 ml	1,0 ml	2,0 ml	3,0 ml
oder					
Esketamin[3] 5 mg/ml	0,5 mg/kg i. v.	0,5 ml	1,0 ml	2,0 ml	3,0 ml
+	+	+	+	+	+
Midazolam 1 mg/ml	0,05 mg/kg i. v.	0,25 ml	0,5 ml	1,0 ml	1,5 ml

[1] Piritramid: Verdünnung 1 Amp. = 2 ml (15 mg/2 ml) ad 15 ml NaCl 0,9 % → Konzentration 1 mg/ml.
[2] Morphin: 1 ml (10 mg/ml) ad 10 ml NaCl 0,9 % aufziehen → Konzentration 1 mg/ml.
[3] Ansprechdauer 0,5–1 min, ggf. ggf. Ketamin mit doppelter Dosierung, ml-Angabe aber bei doppelter Konzentration der Substanz gleich, ggf. alle 10–20 min wiederholen.

- Zirkuläre Verbrühungen Hals/Gesicht
- V. a. CO-/Blausäure-Intoxikation, ggf. Zufuhr von 100 % Sauerstoff über dicht sitzende Maske ohne Rückatemventil, wenn bewusstlos Intubation und Beatmung mit 100 % F_iO_2, stationäre Überwachung (wenn in der Nähe des Brandes), da neurologische Symptome sich erst nach Stunden einstellen können, Überwachung mindestens 24 h

❯ Wenn Patient bewusstlos und S_pO_2 gut → V. a. CO-Intoxikation (Pulsoxymetrie zeigt gute Wert an, Patient »erstickt« bei 100 % S_pO_2 am normalen Pulsoxymeter gemessen)

- Hydroxycobalamin (Cyanokit) erwägen (▶ Abschn. 13.4)
- Überdruckkammer bei Kindern nach Cochrane-Review nicht empfohlen
- Empfohlene Therapie:
  - O_2!, Intubation + Beatmung mit 100 % F_iO_2.
  - RR und Hb normalisieren.
  - Schnellstmöglicher Transport Kinderintensivstation, dann ggf. Weiterverlegung Schwerbrandverletztenzentrum.

17.3.4 Wundversorgung

- Kühlung der verbrühten/verbrannten Wundfläche mit handwarmen Wasser (z. B. Leitungswasser, kein Eiswasser) für maximal 10 min → Zeitpunkt bei Eintreffen des Rettungsdienstes zumeist überschritten, Hauptaufgabe: Beendigung der Kühlungsmaßnahmen
- Bei großer Verbrühungs-/Verbrennungsoberfläche an Stamm oder Kopf, bei >15 KOF → keine Kühlungstherapie → Gefahr der Hypothermie durch Verdunstungskälte
- Danach auf Wärmeerhalt achten (**Hypothermie erhöht Letalität!**)

- Nasse Kleidung entfernen (Gefahr der Hypothermie, evtl. aber auch noch mit heißem Wasser vollgesogen)
- Anklebende Kleidungsreste bei Verbrennungen belassen
- Kein Aqua-Gel/Burn Pac o. Ä. (nur bei sehr kleinflächigen Verletzungen und immer mit Pausen → Gefahr des Wärmeverlusts über Verdunstungskälte)
- Wunden trocken und sauber mit sterilen Kompressen + Mullbinden oder mittels Metalline-Folie abdecken

17.3.5 Achten auf Begleitverletzungen

- Elektrischer Strom (Herzrhythmusstörungen, s. ▶ Kap. 8)
- Explosion (Polytraumatisierung, s. ▶ Kap. 14)

17.3.6 Misshandlungsverdächtige Verletzungen

- Scharf markierte Umrisse
- Kreisrunde Verbrennungen
- Strumpf- bzw. handschuhförmige Verbrühungen
- Perianale Verbrühungen
- Abdrücke von Mustern
- Widersprüchliche Schilderung des Unfalls
- Diskrepanz zwischen Unfallschilderung und Befund

17.3.7 Auswahl Zielklinik

- **>5 % KOF** → Kinderklinik (Säuglinge, Verbrennung III° auch bei <5 %)
- **>10 %** → Schwerbrandverletztenzentrum

■ **Telefonische Anmeldung**
  - Alter
  - Gewicht
  - Klinischer Zustand
  - % betroffene KOF
  - Bereits getroffene Maßnahmen
■ Indikationen für eine Verlegung in ein Kinder-Schwerbrandverletztenzentrum, ▶ Übersicht

---

Indikationen für eine Verlegung
- Säuglinge
- >10 % KOF °II
- >5 KOF °III
- °II oder °III mit zusätzlichen Risikofaktoren
  - Gesicht
  - Hände
  - Füße
  - Genitale
  - Achselhöhlen
  - Bereich über großen Gelenken
- >1 % KOF IV (Verkohlung)
- Inhalationstrauma
- Elektroverletzung

(nach AWMF-S2K-Leitlinie 006–128, www.awmf.org)

■ **Schwerbrandverletzten-Zentren**

Zentrale Vermittlungsstelle Schwerbrandverletzten-Zentren für Kinder:

Tel.: 040–42851–3998 oder -3999

Übersicht über die Schwerbrandverletzten-Zentren bei Kindern in ◻ Tab. 17.5.

▢ Tab. 17.5 Krankenhausbetten für Schwerbrandverletzte Kinder

Bundesland	PLZ	Ort	Krankenhaus	Betten	Telefon
Baden-Württemberg	68167	Mann-heim	Klinikum Mannheim Universitätsklinikum Theodor-Kutzer-Ufer 1–3	2 Kinder	0621-383-0
Baden-Württemberg	70199	Stuttgart	Klinikum Stuttgart – Olgahospital Zentrum für Kinder- und Jugendmedizin Bismarckstraße 8	1 Kind	0711-27804
Bayern	80337	München	Klinikum der Universität München Dr. von Haunersches Kinderspital, Kinderintensivstation Lindwurmstr. 4	2 Kinder	089-4400-5-7950
Bayern	80804	München	Klinikum Schwabing Kölner Platz 1	6 Kinder	089-3068-1
Berlin	12683	Berlin	Unfallkrankenhaus Berlin Warener Straße 7	12 Kinder	030–56 81 – 3535
Hamburg	22149	Hamburg	Kinderkrankenhaus Wilhelmstift Liliencronstraße 130	2 Kinder	040-67377-0

Hessen	34121	Kassel	Klinikum Kassel, Mönchebergstr. 41–43	4 Kinder	0561–980–5555
Niedersachsen	30173	Hannover	Kinderkrankenhaus auf der Bult	2 Kinder	0511–8115–0
Nordrhein-Westfalen	44791	Bochum	Universitätskinderklinik St. Josef Hospital Bochum	3 Kinder	0234–509–2630
Nordrhein-Westfalen	47055	Duisburg	Klinikum Duisburg	3 Kinder	0203–733–0
Nordrhein-Westfalen	59063	Hamm	Klinik für Kinder- und Jugendmedizin Ev. Krankenhaus Hamm Werler Straße 130	2 Kinder	02381–5893060
Nordrhein-Westfalen	50735	Köln	Kliniken der Stadt Köln Kinderkrankenhaus Riehl Amsterdamer Straße 59	4 Kinder	0211–8907–0
Rheinland – Pfalz	55131	Mainz	Universitätsmedizin der Johannes-Gutenberg-Universität Mainz Langenbeckstraße 1	2 Kinder	06131–17–1
Sachsen	01307	Dresden	Universitätsklinikum Carl Gustav Carus Dresden an der Technischen Universität Dresden Fetscherstraße 74	2 Kinder	0351–458–0

▢ Tab. 17.5 (Fortsetzung)

Bundesland	PLZ	Ort	Krankenhaus	Betten	Telefon
Sachsen	04103	Leipzig	Universitätsklinikum Leipzig Zentrum für Frauen- und Kindermedizin Liebigstraße 20 A	2 Kinder	0341–97109
Sachsen-Anhalt	06120	Halle (Saale)	Universitätsklinikum Halle (Saale) Ernst-Grube-Straße 40	4 Kinder	0345–557–0
Sachsen-Anhalt	06110	Halle (Saale)	St. Barbara Krankenhaus Barbarastraße 2a – 5	2 Kinder	0345–213 - 30
Schleswig-Holstein	23538	Lübeck	Universitätsklinikum Schleswig-Holstein Campus Lübeck Ratzeburger Allee 160	2 Kinder	0451–500–0
Thüringen	99089	Erfurt	HELIOS – Klinikum Erfurt Nordhäuserstraße 74	2 Kinder	0361–781 - 6035

Quelle: www.Feuerwehr.Hamburg.de, Stand: 01/2017.

Neugeborenen-versorgung

© Springer-Verlag GmbH Deutschland 2019
T. Nicolai, F. Hoffmann, *Kindernotfall-ABC*
https://doi.org/10.1007/978-3-662-49797-5_18

18.1 Kernpunkte

- **Alarmierungsgrund**
- Unerwartete Geburt zu Hause, in der Öffentlichkeit
- Unerwartete Probleme des Neugeborenen nach geplanter Hausgeburt

- **Häufigkeiten der notwendigen Maßnahmen**
- Fast immer nur Atemhilfe per Maske (~10 %) erforderlich
- 1 % der Neugeborenen benötigen eine »Reanimation« = Adaptationshilfe
- Nur 0,2 % benötigen Intubation
- Unvorhergesehene Reanimationen sind noch seltener: 0,2 %, davon 90 % nur Maskenbeatmung erforderlich

- **Häufigste Probleme bei Ankunft des Notarztes**
- Atmet nicht/atmet zu wenig/Zyanose, Herzfrequenz <100/min, ± schlaff

Maßnahmen:
- 1. Atemwege freimachen: Kopfposition in Neutralposition, Kinn anheben, Absaugen nur bei Verlegung der

Atemwege durch Sekret/Blutkoagel oder Schleim
(14-F-Katheter, Sog –100 mmHg)

— 2. Atemhilfe mit Maske, reifes Neugeborenes:
Raumluft!

— 3. Bei Erfolglosigkeit, d. h. Bradykardie oder Asystolie:
fast immer Folge von vorausgegangener primärer
Hypoxie! → Therapie = **Beatmung**, ggf. O_2, selten:
Herzdruckmassage, Adrenalin!

18.2   Erstversorgung des Neugeborenen

1. Initiale Beurteilung

Nach der Geburt des Kindes müssen zur Beurteilung fol-
gende Parameter erfasst werden:

— **Atmung** → Spontanatmung? Atemfrequenz, seitengleiche Thoraxexkursionen? Pathologische Atemgeräusche? Hautfarbe

— **Herzfrequenz** → Tasten Nabelschnurpuls/Auskultation
Herztöne, >100/min? besser: Pulsoxymeter mit
Neugeborenen-Sensor an rechte Hand → Bewertung
◘ Tab. 18.1/oder EKG-Ableitung

— **Zyanose <30 sec nach Geburt normal, periphere
Zyanose auch später normal**

— **Muskeltonus** → seitengleiche Spontanmotorik? Guter
Muskeltonus?

— **Apgar-Schema**

— Dokumentation postpartale Adaptation; für prä-
klinisches Setting schwierig zu bestimmen; keine Entscheidung über Reanimation oder nicht möglich, wenn
keine anderen Prioritäten: Bestimmung nach 1, 5 und
10 Minuten nach Geburt. Je Merkmal werden jeweils
0 Punkte (Merkmal fehlen), 1 Punkt (Merkmal nicht
ausgeprägt) oder 2 Punkte (Merkmal gut vorhanden)
vergeben; die maximale Punktzahl ist 10.

▢ Tab. 18.1 Apgar-Schema			
Kriterium	0 Punkte	1 Punkt	2 Punkte
Herzfrequenz	Kein Herzschlag	Unter 100/min	Über 100/min
Atem-anstrengung	Keine	Unregelmäßig, flach	Regelmäßig, Kind schreit
Reflexe	Keine	Grimassieren	Kräftiges Schreien
Muskeltonus	Schlaff	Leichte Beugung der Extremitäten	Aktive Bewegung der Extremitäten
(Haut-)Farbe	Blau, blass	Stamm rosig, Extremitäten blau	Gesamter Körper rosig

— Die Beurteilung, der auch im Apgar-Score abgebildeten Parameter Muskeltonus, Atmung und Herzfrequenz, ist entscheidend für die Einschätzung des klinischen Zustands eines Neugeborenen.

2. Uhrzeit aufschreiben
3. Wärmeerhalt
— **Frühgeborenes <28. SSW**: sofort in Plastikfolie/Plastiksack einpacken (nicht abtrocknen!), darin bis zur stat. Aufnahme in Plastikfolie verbleiben
— **Sonst**: Abtrocknen (nicht Vernix entfernen!), nasse Tücher entfernen, in trockene Tücher einwickeln (Abtrocknen reicht als Stimulation!)

■ **Gesundes Neugeborenes**
= Kräftiges Schreien, suffiziente Atmung, guter Muskeltonus, Herzfrequenz>100/min

■■ **Erste Maßnahmen**
— Abtrocknen, in trockene (evtl. vorgewärmte) Tücher wickeln

- **Abnabeln** frühestens nach 1–(2) min, 2 Nabelklemmen 2–3 cm oberhalb des Abdomens, mit Schere dazwischen abscheiden, Stumpf mit 70 % Alkohol desinfizieren, Stumpf unterhalb der Klemme mit Kompresse locker umschlingen.
- Kind zur Mutter in den Arm geben (oder: Kind nicht einwickeln, sondern auf den Bauch der Mutter legen, Kind und Mutter mit Decke zudecken, auf kontinuierliche Beurteilbarkeit des Neugeborenen achten)

→ Transport in Klinik

■ **Krankes Neugeborenes**

= Kein kräftiges Schreien, insuffiziente/keine Atmung, schlaffer Muskeltonus, Herzfrequenz<100/min

■ ■ **Erste Maßnahmen**
- Abtrocknen (=Stimulation), in trockene Tücher wickeln
- Abnabeln so schnell wie möglich, um unverzüglich mit effektiven Reanimationsmaßnahmen beginnen zu können: 2 Nabelklemmen 2–3 cm oberhalb des Abdomens, mit Schere dazwischen abscheiden, Stumpf mit 70 % Alkohol desin

---

Akzeptable Sättigung am rechten Arm
- 2 min 60 %
- 3 min 70 %
- 4 min 80 %
- 5 min 85 %
- 10 min 90 %

(Nach www.pediatrics.org/cgi/doi/10.1542/peds2009–1510)

━ Fixieren, Stumpf unterhalb der Klemme mit
Kompresse locker umschlingen
━ **Besonderheit: Bei Nabelschnurknoten Nabelschnur
Richtung Kind ausstreichen, dann abnabeln (= Volu-
mengabe)**

18.3 Reanimation des Neugeborenen

Algorithmus Neugeborenen-Reanimation nach ERC 2015
(◻ Abb. 18.1).

18.3.1 Atemweg freimachen

━ Unterkiefervorschub (Esmarch-Handgriff, Kopf leicht
überstrecken, Schnüffelstellung, d. h., deutlich überstreckt, aber nicht so extrem wie beim Erwachsenen),
evtl. Schulter unterpolstern, Guedel-Tubus ggf. sinnvoll.
━ **Rachen absaugen** bei erbsbreiartigem Fruchtwasser/
grünem Mekonium am Kind:
  ━ Bei vitalem Kind **nicht empfohlen.**
  ━ Nur **bei schlaffem, bradykardem/apnoischem
Kind sinnvoll,** wenn Verdacht auf Verlegung der
oberen Atemwege bzw. der Trachea, d. h. insuffiziente Thoraxhebungen nach Optimierung der
Maskenbeatmung
    – Katheter 14–16 F oder Yankauer-Katheter, Sog
–150 mmHg, Rachen einstellen mit Spatel.
    – Dann ggf. auch Intubation und tracheales Absau-
gen (Beatmungen aber nicht verzögern).
    – Sonst: Maskenbeatmung beginnen oder fortset-
zen, Reanimationsmaßnahmen nicht verzögern!

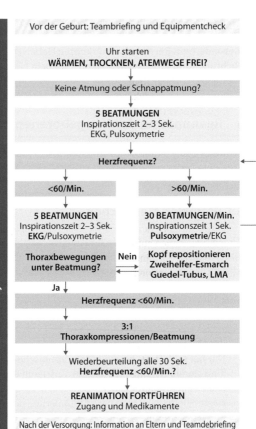

Akzeptable präduktale SpO₂ (rechte Hand)
2 min: 60%; 3 min: 70%; 4 min: 80%; 5 min: 85%; 10 min: 90%
Bei prolongierter Beatmung oder Reanimation Erhöhung der Sauerstoffkonzentration erwägen (idealerweise Pulsoxymetrie!)

◻ **Abb. 18.1** Algorithmus Neugeborenen-Reanimation nach
ERC 2015 (© Dr. Jens-Christian Schwindt, Simcharacters,
www.simcharacters.com)

18.3.2 Atemhilfen

- Maskenbeatmung beginnen
- Reifes Kind: **Raumluft**
- Frühgeborenes oder Reifgeborenes, das trotz Maskenbeatmung weiter bradykard, schlaff, zyanotisch bleibt (**Sättigungsnormalwerte** ▶ Übersicht beachten!), möglichst mittels Mixer nach Bedarf dosierte Sauerstoffgabe
- **Maskengröße**
  - Reifgeborene Größe 1
  - Frühgeborene Größe 0
  - <500 g Größe 00
- **Initial 5 Atemzüge!**
- Inspirationsdruck (mindestens 20 cmH$_2$O) jeweils 2–3 sec zum Blähen aufrechterhalten, danach T$_i$ = 1 sec, Frequenz 30/min, bis Spontanatmung einsetzt, dabei Thoraxexkursion prüfen!
- Bei insuffizienter oder fehlender Thoraxexkursion/ausbleibendem Herzfrequenzanstieg auf >60/min:
  - → ggf. Rachen kurz absaugen (selten Sekretverlegung der oberen Atemwege)
  - → Kiefer besser vorziehen
  - →Kopfposition prüfen
  - →2-Personen-Technik
  - →evtl. Guedel-Tubus (Zunge mit Laryngsokopspatel oder Holzstäbchen wegdrücken, nicht drehen beim Einführen)
- → erneut 5 Beatmungen mit verlängerter Inspirationszeit applizieren
- **Ein Anstieg der Herzfrequenz ist der beste Parameter für eine effektive Öffnung der Lungen!**
- Tasten des Nabelschnurpulses nur bei HF >100/min zuverlässig, besser Auskultation + EKG

- Messung der Herzfrequenz über die Sättigungsmessung unzuverlässig, möglichst rasch EKG-Monitoring etablieren

- **Alternativen zur Maskenbeatmung (nur, wenn diese Probleme bereitet)**
- **Rachenbeatmung** über transnasalen Tubus
  - **Reifgeborenes**: Tubus 3,0 mm ID, 3–5 cm transnasal in den Rachen (Ende oberhalb der Uvula epipharyngeal, evtl. mittels Larynxspatel kontrollieren)
  - **Frühgeborenes**: <2000 g Tubus 2,5 mm ID, 2–3 cm transnasal (Ende oberhalb der Uvula epipharyngeal, evtl. mittels Larynxspatel kontrollieren)
  - Andere Nasenöffnung und Mund mit einer Hand verschließen, mit dieser auch Tubus fixieren
  - Probleme:
    – Tubus zu tief (Ösophagus)
    – Rachen nicht freigemacht
    – Kein Aspirationsschutz
  - Vorteil: Einfach
- **Larynxmaske** (LMA) (statt Maske oder Intubation; bei Erfahrenen genauso gut wie Maske); besonders hilfreich bei Beatmungsproblemen mit Maske und Rachentubus **bei Fehlbildungen**, z. B. Gaumenspalte, kleiner Unterkiefer (Pierre Robin) etc.
  - **Größe: 1 (verwendbar bei >1500 g)**
  - Zumeist keine zusätzliche Blockung notwendig, ggf. bei Leck etwas nachblocken, maximales Blockvolumen steht auf dem Schaft und auf der Verpackung.
  - Wenn möglich, LMA mit Möglichkeit der Magendrainage verwenden, dann kann ggf. die durch die Maskenbeatmung insufflierte Luft wieder abgezogen werden.
  - **Technik**: Mund weit öffnen, absaugen, Zunge entweder mit dem Zeigefinger oder einem Intubations-

spatel nach unten wegdrücken, LMA orthograd einschieben
- **Häufigster Fehler**: LMA nicht tief genug vorgeschoben.

18.3.3 Intubation

Falls Übung vorhanden und die o. g. Verfahren nicht zu einer ausreichenden Thoraxexkursion führen.

- Technisches
- **Larynxspatelgröße**
  - Frühgeborene: 0
  - Neugeborene bis 1 Jahr: 1
  - Üblicherweise gerade Spatel, aber nicht zwingend
  - Größe: lieber zu groß als zu klein
- **Tubusgröße (ungeblockte Tuben)**
  - Reifgeborene: Tubus 3,0 mmID (2000 g 10 cm, 2500 g 10,5 cm, 3000 g 11 cm, 4000 g 11,5 cm ab Nasensteg) transnasal; oral: 6 cm + kg KG in cm
  - Frühgeborenes: ≤1750 Tubus 2,5 mm ID, 9,5 cm (1500 g 9,0 cm, 1000 g 8,0 cm, 500 g 7,0 cm ab Nasensteg) transnasal

- Sedierung zur Intubation

Bei schlaffem Kind unmittelbar postnatal (= typische Situation, bei der eine Intubation überhaupt erforderlich werden könnte): **meist keine Sedierung/Analgesie erforderlich!**
- Sonst bei Lebenszeichen des Kindes Narkose notwendig: Zugang legen, dann evtl. (◻ Tab. 18.2)
  - Propofol 0,5–1 mg/kg oder
  - Thiopental 3 mg/kg oder
  - Midazolam 0,1 mg/kg

◼ Tab. 18.2 Medikamente zur Sedierung bei Neugeborenen

Medikament	Dosierung	3 kg	4 kg	5 kg
Propofol 10 % (=10 mg/ml)	0,5–1 mg/ kg i. v.	0,15–0,3 ml	0,2–0,4 ml	0,25–0,5 ml
Thiopental (=25 mg/ml)	3 mg/ kg i. v.	0,4 ml	0,5 ml	0,6 ml
Midazolam (=1 mg/ml)	0,1 mg/ kg i. v.	0,3 ml	0,4 ml	0,5 ml

- **Durchführung der Intubation**

❯ Notfallintubation bei Problemen beim Neugeborenen auch für den Ungeübten: orotracheal (evtl. mit Führungsdraht)!

- Andere Anatomie: Larynx steht viel höher, evtl. durch mit dem Spatel zusammengeschobenen Zungengrund verdeckt → **Larynxspatelspitze am Gaumendach entlang maximal nach dorsal und kaudal soweit möglich in die Tiefe schieben,** dann im Rückzug Aryhöcker vorfallen lassen, dann Stimmlippen exponieren
- Ggf. **Larynxdruck** von außen (Kleinfinger linke Hand, oder Hilfsperson – sehr nützlich!)
- Bei **nasotrachealer Intubation** ggf. bei **Fehlversuch** Tubus hinter Uvula zurückziehen → **Rachenbeatmung** → neuer Versuch
- Tubusposition: meist schwarze Markierung am Tubusende: diese sollte gerade zwischen den Stimmlippen verschwinden
- Für Neugeborenenversorgung ungeblockte Tuben verwenden (Vorhaltung der Tubusgrößen 2,5, 3,0 und 3,5)
- Tubus bei Widerstand nicht mit Gewalt vorschieben → lieber kleineren Tubus nehmen
- Tubus fixieren, etCO$_2$ anbringen (ggf. Einmalkapnometer PediCap ab 1 kg), S$_p$O$_2$ beobachten

━ Auskultation in beiden Axillae und über Magen
━ Ggf. Magensonde zur Luftentlastung

■■ **Falls danach Beatmung nicht möglich**
━ Einseitiges Atemgeräusch: Tubus vorsichtig zurückziehen, DD: Pneumothorax
━ etCO$_2$ negativ, S$_p$O$_2$ tief, fallend → Larynx erneut einstellen, evtl. Extubation →Übergang auf Maskenbeatung oder alternative Verfahren (Larynxmaske, Rachenbeatmung)

❯ Häufigster Fehler: Fehlintubation nicht erkannt, Übergang auf erneute nichtinvasive Beatmung versäumt (in Studien 9–17 % meist letale Fehlintubationen bei Kindern!)

■■ **Beatmungsbeutelgrößen**
━ Erwachsenenbeutel immer möglich, nur mit 2 Fingern komprimieren: Erfolg nach Thoraxexkursion beurteilen! Tidalvolumen: ca. 10 ml/kg, aber relativ unerheblich.
━ Ziel: gute Thoraxexkursion.
━ Pneugefahr gering, da erst ab ca. 30 cmH$_2$O, jedoch Ösophagussphinkteröffnung ab 18 cm H$_2$O
━ **Beatmungseinstellung** auf Transport, falls erforderlich:
 ━ PIP 20 cmH$_2$O
 ━ PEEP 4 cm H$_2$O
 ━ Frequenz 60/min
 ━ O$_2$ so viel als nötig
━ **Alles reduzieren, sobald möglich!**
━ Ziel: 85 % ≤S$_a$O$_2$ ≤95 % → (Frühgeborene <1500 g: obere Grenze: ≤93 %)

18.3.4 Thoraxkompressionen

- Sehr selten erforderlich, da meist respiratorische Ursachen eines Kreislaufstillstandes/der Asphyxie
- Vor Thoraxkompressionen muss eine effektive Belüftung der Lungen sichergestellt sein
- Thoraxkompressionen, wenn trotz guter Beatmung Herzfrequenz <60/min
- Kompressionsort: unterhalb einer gedachten Verbindungslinie zwischen den Mamillen (unteres Sternumdrittel)
- Kompressionstiefe: Eindrücktiefe mindestens 1/3 des Thoraxdurchmessers
- Kompressionsfrequenz: 120/min
- **Kompression : Beatmung 3:1**, d. h. Zielkompressionsfrequenz 90/min, Beatmungsfrequenz 30/min
- **Alle 30 Sekunden** Pulsfrequenz überprüfen (>60/min → Stopp der Thoraxkompressionen, Beatmung weiterführen)

18.3.5 Medikamente

- **Adrenalin = Epinephrin (z. B. Suprarenin),** ◨ Tab. 18.3
- Extrem selten erforderlich, nur wenn trotz guter Beatmung und Herzdruckmassage Herzfrequenz <60/min persistierend, dann 10–30 mcg/kg i. v., i. o.
- Gabe über Endotrachealtubus nicht mehr empfohlen, wenn einzige Option → dann höhere Dosierung: 50–100 µg/kg
- **Adrenalin 1 mg ad 10 ml NaCl 0,9 verdünnen →** **0,1 ml/kg (= 0,01 mg/kg) → über Dreiwegehahn in** **1 ml-Spritzen umfüllen**

◼ Tab. 18.3 Dosierung Adrenalin bei Neugeborenen				
Medikament	Dosierung	3 kg	4 kg	5 kg
Adrenalin	0,01 mg/kg i. v.	0,3 ml	0,4 ml	0,5 ml

18.3.6 Volumengabe

Sehr selten erforderlich (Plazentalösung, Nabelschnurknoten), nur wenn trotz guter Beatmung/Reanimation Schockzeichen wie verlängerte kapilläre Füllungszeit, Blässe, schwache Pulse trotz Reanimation:

- 10 ml/kg (z. B. NaCl 0,9 %, Ringer-Acetat, VEL) i. v., i. o.
- Blutdruckziel (präklinisch schwer zuverlässig zu messen) MAD >30 mmHg → Rekap-Zeit <3 sec.

18.3.7 Glukose

- Z. n. Asphyxie, längerer Transport → möglichst Glukoseinfusion 10 %, 3 ml/kg/h (peripherer Zugang genügt, ggf. auch i. o.)
- Sonst: Glukose messen (Fersenblut):
  - >40 mg/dl, Kind rosig, keine Asphyxie → Zufuhr nicht zwingend notwendig
  - 30–40 mg/dl → oral Glukose 10 % anbieten (mit Spritze in den Mund träufeln)
  - <30 mg % oder diabetische Mutter, oder bei längeren Transportzeiten → Glukoseinfusion 10 %, 3 ml/kg/h wegen Hypoglykämiegefahr! (peripherer Zugang genügt, bei Hypoglykämie oder diabetischer Mutter ggf. auch i. o.)
- Deswegen aber Reanimation/Beatmung nicht unterbrechen, Transport nicht verzögern

18.3.8 **Zugang zum Gefäßsystem**

— Nur für Adrenalin- und Volumengabe erforderlich, oder bei Indikation zur Analgosedierung, d. h. sehr selten
— Nabelgefäße präklinisch für den typischen Notarzt nicht praktikabel, peripherer Venenzugang oft schwierig
— Intraossäre Nadel als Standardzugang (▶ Kap. 4)
— Cook-Kanüle 18 G, Länge 3,5 cm
— EZ-IO rote Nadel (15 mm)
— 1–2 cm distal und medial der Tuberositas tibiae senkrecht zur Knochenoberfläche

❯ Cave: Bei Säuglingen sind die anatomischen Landmarken an der proximalen Tibiainnenseite häufig nicht sicher zu palpieren → deshalb mit Nadel initial die Haut durchstechen, dann mit Spitze der i. o.-Nadel Kortikalis und ihre Grenzen nach lateral und medial identifizieren → erst dann mittig auf den Knochen positionieren und dann mit leichtem Druck losbohren.

— **Nachspülen** mit 3–5 ml NaCl 0,9 % nach jeder Medikamentengabe

Nach Asphyxie, Reanimation
— Bei neurologischer Depression in Zentrum/Klinik verlegen, in der eine Neugeborenen-Intensivstation mit Möglichkeit zur therapeutischen Hypothermiebehandlung vorhanden ist.
— Entscheidung dann dort.

18.4 Besondere Probleme, Tipps, Fehlermöglichkeiten

18.4.1 Beatmung trotz Intubation nicht möglich

- Mögliche Ursachen
- **Fehlintubation! (Häufig! Diagnose: etCO$_2$, direktes Einstellen der Stimmlippen mit dem Spatel, Lagekontrolle)**
- Pressen bei ungenügender Sedierung, Krampfanfall (Therapie: Dormicum/Sedierung)
- Verlegung durch Sekret im Tubus/Trachea: → Absaugen, mit NaCl 0,9 % anspülen!
- Pneumothorax (großer (Hemi-)Thorax, leises Beatmungsgeräusch, hoher Beatmungsdruck, Blutdruckabfall, Schock) → bei ernstlichem Verdacht, passendem Mechanismus: Probepunktion mit Strauß-Kanüle
- Via falsa (Hautemphysem, Pneumothorax, Pneumoperitoneum): Tubus zurückziehen, neue Intubation oder Versuch mit Maskenbeatmung
- Trachealstenose (Therapie: hohe Beatmungsdrücke akzeptieren, manuelle Thoraxkompression in der Exspiration, Ausschlussdiagnose)
- **Tracheotomie** extrem selten erforderlich, ▶ Kap. 7

18.4.2 **Sonderfälle**

━ **Mekoniumaspiration**: grün-zähes Mekonium, kein intrapartales Absaugen, entscheidend bei fehlender oder insuffizienter Spontanatmung innerhalb der ersten Lebensminuten ist der sofortige Beginn mit einer Maskenatmung, Intubation bei avitalem Neugeborenen nicht mehr routinemäßig, sondern nur bei v. a. Obstruktion der Trachea durchführen.

━ **Zwerchfellhernie** (eingefallenes Abdomen, Atemgeräusch nur einseitig, meist rechts nachweisbar: meist über Ultraschall pränatal bereits diagnostiziert, daher praktisch nicht im Rettungsdienst). Klinisch nicht einfach zu diagnostizieren. Möglichst keine Maskenbeatmung, sondern sofort intubieren (Pneugefahr!).

━ **Ösophagusatresie**: spielt präklinisch keine Rolle.

━ **Zyanotisches Vitium**: meist bereits pränatal per Ultraschall diagnostiziert, daher praktisch nicht im Rettungsdienst. Typisch: Zyanose trotz guter Atmung/Beatmung ohne Reaktion auf O_2-Gabe.

━ **Opiatintoxikation** → Apnoe, symptomatische Therapie präklinisch = Beatmung

━ Angeborene **Herzrhythmusstörung** (= Bradykardie durch AV-Block) → im Extremfall Reanimation, Versuch mit Adrenalin. Nicht therapieren, wenn das Kind rosig ist und schreit.

Ausstattungs-empfehlung Notfall-Koffer »Kinder«

© Springer-Verlag GmbH Deutschland 2019
T. Nicolai, F. Hoffmann, *Kindernotfall-ABC*
https://doi.org/10.1007/978-3-662-49797-5_19

Die empfohlene Ausstattung des Notfall-Koffers fasst ◨ Tab. 19.1 zusammen.

◨ **Tab. 19.1** Ausstattungsempfehlung Notfall-Koffer	
	Größe/Menge
A – Airway und B – Breathing	
Manuelles Absauggerät (Hand oder Fuß-betrieben)	1 ×
Absaugkatheter (ggf. auch als Magensonde)	Je 2 × Ch 6 – Ch 16
Starrer Absauger (Yankauer)	1 ×
Verneblermasken für Sauerstoff-anschluss	1 × Kind, 1 × Erw.
Guedel-Tuben	Je 1 × Gr. 0, 1, 2, 3, 4, 5
Wendl-Tuben	Je 1 × Gr. 8, 22, 26 ch
Stethoskop	1 ×

◼ **Tab. 19.1** (Fortsetzung)

	Größe/Menge
O_2-Flasche m. Druckminderer und Reservoir	1 × 5 Liter Füllvolumen
Pulsoxymeter+ Einmal-Sensoren	
100%-O_2-Maske mit Reservoir	1 × Kind, 1 × Erw.
Einmalbeatmungsbeutel Kinder, 400-600ml	1 ×
Einmalbeatmungsbeutel Erwachsene 1500ml	1 ×
Einmalbeatmungsmasken	Je 2 × in jeder Größe (mind. 4 Größen)
Larynxmasken	Je 1 × Größe 1, 1,5, 2, 2,5, 3, 4 und 5 (unter 5 kg)
Laryngoskop mit Ersatzbatterien	
Spatel jeweils 1 ×	Größe 0 bis Größe 5
Magill-Zange	Je 1 × klein, mittel, groß
Xylocain/Intubationsgel	1 × 1 Tube
Intubationshilfe/Führungsstab	Je 1 × Ch. 8, Ch 12, Ch 14
Endotracheltuben	Je 2 × ID 2,5 bis 7,0 (je 1 × mit Cuff 1 × ohne Cuff, 2,5 und 3,0 nur ohne Cuff)
Thoraxdrainagen	je 1 Ch 10 + Ch 14
Ggf. Einmal-CO_2-Detektoren	1 × Kinder, 1 × Erwachsen
C-Circulation	
i. v.-Zugang	Je 2 × 26 G (lilafarben) bis 18 G (grün)
Stauschlauch	

◘ Tab. 19.1 (Fortsetzung)

	Größe/Menge
Pflaster	
Spritzen	Jeweils 5 × 20 ml, 10 ml, 5 ml, 2 ml, 1 ml
Perfusorspritze 50 ml	2 ×
Aufziehkanülen 20 G , gelb	10 ×
i. m.- Kanüle 26 G (1/2), lila	3 ×
Infusionssystem, wenn möglich mit Tropfenzähler	2 ×
»Kombistopfen«	10 ×
Minispike	3 ×
Nasaler Medikamentenversprüher (Mucosal Atmoization Device MAD)	3 ×
EZ-IO®-Bohrer	Mit 2 × Kanülen 15 mm Nadellänge, 2 × Kanülen 25 mm Nadellänge
Alternativ Cook-Kanüle	2 × 16 G stainless steel in Diekmann-Modifikation
Großlumige Verbindungsleitung mit 3-Wege-Hahn	4 ×
Druckbeutel	
Perfusorleitung	5 ×
Klebelektroden <15 kg für Defi	
5 × sterile Tupfer	
Sonstiges	
Wasserfester Stift, Kugelschreiber	
Desinfektionsspray	

◘ Tab. 19.1 (Fortsetzung)

	Größe/Menge
Dosierungstabellen, Notfalllineal etc.	
Fieberthermometer digital/Ohr-thermomether	
Stifneck select Kinder	
Nabel-Einmalklemmen	2 Stück
Pupillenlampe	
Tragbarer Defibrillator/Monitor	Inklusive Klebe-Pads in 2 Größen (Kinder/Erwachsene)
Medikamente	
Atemwege/Atmung	
Terbutalin (alternativ Rproterol)	1 × 1 Amp. 0,5 mg/ml
Salbutamol	2 × 1 Fertiginhalat (1,25 mg in 2,5 ml) oder Inhalations-Lösung
Ipratropiumbromid	2 × 1 Fertiginhalat (250 µg/2 ml) oder Inhalations-Lösung
Adrenalin »pur« für Inhalation	3 × 1 Amp. 1 mg/ml
Prednison 250 mg	1 × 1 Amp. inkl. Lösungsmittel
Rektales Corticoid 100 mg	2 × Suppositorien
Evtl. Magnesium 10%	3 × 10 ml
Evtl. Theophyllin	2 × 1 Amp. 200 mg/10 ml

◻ **Tab. 19.1** (Fortsetzung)

	Größe/Menge
Kreislauf	
Adrenalin »pur« für Anaphylaxie/ Reanimation	5 × 1 Amp. 1 mg/ml
Alternativ: Adrenalin i.m.-Fertigspritze	1 × 300 µg/ 1 × 150 µg
Alternativ: L-Adrenalin 1:10 fertig- verdünnt	2 × 1 Amp. 2 mg/20ml oder 1 mg/10 ml
Atropinsulfat	2 × 1 Amp. 0,5 mg/ml
Adenosin	2 × 1 Amp. 6 mg/2 ml
Amiodaron	2 × 1 Amp. 150 mg/3 ml
Calciumglukonat 10%	1 × 1 Amp. 10 ml entspr. 2,53 mmol
Analgesie/Sedierung/Narkose	
Propofol 1%	1 × 20 ml
Esketamin	2 × 1 Amp. 50 mg/2 ml oder 4 × 1 Amp. 25 mg/5 ml (Ketamin:100 mg/2 ml oder 50 mg/5 ml)
Midazolam	2 × 1 Amp. 15 mg/1 ml der i. v. Lsg. oder Buccolam®- Fertiglsg.
Alternativ: Lorazepam	4 × Tavor expidet® 1 mg/Tbl. + evtl. 1 Amp. 2 mg/ml
Evtl. ein Opioid/z. B. Fentanyl oder Morphin oder Dipidolor	
Flumazenil	1 × 1 Amp. 0,5 mg/ml

◼ **Tab. 19.1** (Fortsetzung)

	Größe/Menge
Naloxon	2 × 1 Amp. 0,4 mg/ml
Rocuronium als schnell wirksames Muskelrelaxans	2 × 1 Amp. 50 mg/5 ml
Alternativ: Succinylcholin	1 × 500 mg Durstechflasche
Epileptischer Anfall	
Midazolam	2 × 1 Amp. 15 mg/1 ml der i. v. Lsg. oder Buccolam®-Fertiglsg.
Lorazepam	4 × Tavor expidet® 1 mg/Tbl + evtl. 1 Amp. 2 mg/ml
Evtl. Phenobarbital	2 × 1 Amp. 200 mg/1 ml
Evtl. Valproat	2 × 1 Amp. 400 mg/4 ml
Sonstiges	
Aqua ad. inj. 10 ml	4 × 1 Amp.
NaCl 0,9% 10 ml	8 × 1 Amp
Glukose 20 % 10 ml	4 × 1 Amp.

Notfallmedikamente

© Springer-Verlag GmbH Deutschland 2019
T. Nicolai, F. Hoffmann, *Kindernotfall-ABC*
https://doi.org/10.1007/978-3-662-49797-5_20

Anmerkung: Es wurde sich in diesem Kapitel bewusst auf die in der präklinischen Notfallmedizin gängigen Medikamente beschränkt, der Angabe der Wirkstoffe mit Konzentration folgt eine für die jeweilige Indikation empfohlene Dosierung, ggf. ist eine Verdünnung der jeweiligen Substanz angegeben, in der tabellarischen Form werden dann nur noch die für das jeweilige Gewicht notwendige Dosierung in ml angegeben (ggf. auf- oder abgerundet).

Alle Angaben sind ohne Anspruch auf Vollständigkeit und unverbindlich und besagen nichts über eine Zulassung der Arzneistoffe für bestimmte Anwendungen und Altersstufen.

20.1 Übersicht

- Adenosin   Tab. 20.3
- Adrenalin   Tab. 20.4
- Alteplase   Tab. 20.5
- Amiodaron   Tab. 20.6
- Atracurium   Tab. 20.7
- Atropin   Tab. 20.8
- Calcium 10 %   Tab. 20.9
- Cimetidin   Tab. 20.10

- Clemastin Tab. 20.11
- Clonazepam Tab. 20.12
- Dexamethason Tab. 20.13, Tab. 20.14
- Diazepam Tab. 20.15
- Dimenhydrinat Tab. 20.16
- Dimetindenmaleat Tab. 20.17
- Dobutamin Tab. 20.18
- Epinephrin > Adrenalin (Tab. 20.4)
- Esketamin Tab. 20.19, Tab. 20.20
- Etomidat Tab. 20.21
- Fentanyl Tab. 20.22
- Flumazenil Tab. 20.23
- Glucagon Tab. 20.24
- Glukose 10%, 20%, 50% Tab. 20.25
- HAES 6 % Tab. 20.26
- Haloperidol Tab. 20.27
- Ibuprofen Tab. 20.28
- Ketamin (S) → Esketamin (Tab. 20.19, Tab. 20.20)
- Kohle, medizinische Tab. 20.29
- Levetirazetam Tab. 20.30
- Lorazepam Tab. 20.31
- Magnesium Tab. 20.32
- Methyprednisolon Tab. 20.33
- Midazolam Tab. 20.34, Tab. 20.35
- Mivacurium Tab. 20.36
- Morphin Tab. 20.37
- Naloxon Tab. 20.38
- Natriumbikarbonat Tab. 20.39
- Noradrenalin Tab. 20.40
- Paracetamol Tab. 20.41
- Phenobarbital Tab. 20.42
- Phenytoin Tab. 20.43
- Piritramid Tab. 20.44
- Prednison/Prednisolon Tab. 20.45
- Propofol Tab. 20.46

- Reproterol   ■ Tab. 20.47
- Reteplase (rt-PA)
- Rocuronium   ■ Tab. 20.48
- Salbutamol   ■ Tab. 20.49
- Simeticon   ■ Tab. 20.50
- Succinylcholin
  (Suxamethoniumchlorid)   ■ Tab. 20.51
- Suprarenin → Adrenalin
- Suxamethoniumchlorid   ■ Tab. 20.51
- Terbutalin   ■ Tab. 20.52
- Terlipressin   ■ Tab. 20.53
- Theophyllin   ■ Tab. 20.54
- Thiopental   ■ Tab. 20.55
- Tranexamsäure   ■ Tab. 20.56
- Urapidil   ■ Tab. 20.57
- Valproinsäure = Valproat   ■ Tab. 20.58
- Vasopressin   ■ Tab. 20.59, ■ Tab. 20.60

20.2 Handelsnamen

Eine alphabetische Liste der Handelsnamen der am häufigsten verwendeten Notfallmedikamente und ihre jeweiligen Wirkstoffnamen zeigen ■ Tab. 20.1 (alphabetisch sortiert nach Handelsnamen) und ■ Tab. 20.2 (nach Wirkstoffnamen sortiert).

■ **Tab. 20.1** Alphabetische Liste der Handels- und Wirkstoffnamen häufig verwendeter Notfallmedikamente – in alphabetischer Reihenfolge der Handelsnamen

Handelsname	Wirkstoff
Actilyse	Alteplase
Adrekar	Adenosin
Adrenalin	Epinephrin
Anexate	Flumazenil
Ben-u-ron	Paracetamol
Bricanyl	Terbutalin
Bronchoparat	Theophyllin
Bronchospasmin	Reproterol
Cordarex	Amiodaron
Cyclokapron	Tranexansäure
Decortin	Prednison
Dipidolor	Piritramid
Disoprivan	Propofol
Dobutrex	Dobutamin
Dormicum	Midazolam
Ebrantil	Urapidil
Ergenyl	Valproinsäure
Esmeron	Rocuronium
Euphylong	Theophyllin
Fenistil	Dimetidenmaleat
Haldol	Haloperidol
Hypnomidate	Etomidat
Keppra	Levetiracetam
Luminal	Phenobarbital

■ Tab. 20.1 (Fortsetzung)

Handelsname	Wirkstoff
Lysthenon	Suxamethoniumchlorid
Mivacron	Mivacurium
Narcanti	Naloxon
Novalgin	Metamizol
Nurofen	Ibuprofen
Orfiril	Valproinsäure
Pantolax	Suxamethoniumchlorid
Phenydan	Phenytoin
Rivotril	Clonazepam
Sab simplex	Simeticon
Solosin	Theophyllin
Sultanol	Salbutamol
Adrenalin	Epinephrin
Tavegil	Clemastin
Tavor	Lorazepam
Tracrium	Atracurium
Trapanal	Thiopental
Urbason	Methylprednisolon
Valium	Diazepam
Vomex	Dimenhydrinat

◻ **Tab. 20.2** Alphabetische Liste der Wirkstoff- und Handelsnamen häufig verwendeter Notfallmedikamente – in alphabetischer Reihenfolge der Wirkstoffnamen

Wirstoff	Handelsname
Adenosin	Adrekar
Alteplase	Actilyse
Amiodaron	Cordarex
Atracurium	Tracrium
Clemastin	Tavegil
Clonazepam	Rivotril
Diazepam	Valium
Dimenhydrinat	Vomex
Dimetidenmaleat	Fenistil
Dobutamin	Dobutrex
Epinephrin	Adrenalin
Epinephrin	Adrenalin
Etomidat	Hypnomidate
Flumazenil	Anexate
Haloperidol	Haldol
Ibuprofen	Nurofen
Levetiracetam	Keppra
Lorazepam	Tavor
Metamizol	Novalgin
Methylprednisolon	Urbason
Midazolam	Dormicum
Mivacurium	Mivacron
Naloxon	Narcanti
Paracetamol	Ben-u-ron

▣ Tab. 20.2 (Fortsetzung)

Wirstoff	Handelsname
Phenobarbital	Luminal
Phenytoin	Phenydan
Piritramid	Dipidolor
Prednison	Decortin
Propofol	Disoprivan
Reproterol	Bronchospasmin
Rocuronium	Esmeron
Salbutamol	Sultanol
Simeticon	Sab simplex
Suxamethoniumchlorid	Lysthenon
Suxamethoniumchlorid	Pantolax
Terbutalin	Bricanyl
Theophyllin	Bronchoparat
Theophyllin	Euphylong
Theophyllin	Solosin
Thiopental	Trapanal
Tranexansäure	Cyclokapron
Urapidil	Ebrantil
Valproinsäure	Ergenyl
Valproinsäure	Orfiril

20.3   Wirkstoffe und Dosierungen

- **Adenosin**

(6 mg/2 ml), ◨ Tab. 20.3

6 mg=2 ml ad 6 ml NaCl 0,9% → Konzentration 1 mg/ml

◨ Tab. 20.3 Dosierung Adenosin

Indikation	Dosierung	5 kg	10 kg	20 kg	30 kg
SVT 1. Dosis	0,1 mg/kg i. v.	0,5 ml	1,0 ml	2,0 ml	3,0 ml
SVT 2. Dosis	0,2 mg/kg i. v.	1,0 ml	2,0 ml	4,0 ml	6,0 ml
SVT 3. Dosis	0,3 mg/kg i. v.	1,5 ml	3,0 ml	6,0 ml	9,0 ml

Hinweis: unter laufendem EKG in herznahe Vene (am besten V. cubitalis links) im raschen Bolus applizieren, sofort mit NaCl 0,9%-Bolus nachspülen, sehr kurze Halbwertszeit, Defibrillationsbreitschaft.

- **Adrenalin**

(1:1000 = 1 mg/ml) = Epinephrin (z. B. Suprarenin)

◨ Tab. 20.4.

◨ Tab. 20.4 Dosierung Adrenalin

Indikation	Dosierung	5 kg	10 kg	20 kg	30 kg
1 mg = 1 ml ad 10 ml NaCl 0,9% = 1:10.000 → Konzentration 0,1 mg/ml					
CPR	0,01 mg/kg i. v.	0,5 ml	1,0 ml	2,0 ml	3,0 ml
Anaphylaxie/Schock	0,001 mg/kg i. v.	0,05 ml	0,1 ml	0,2 ml	0,3 ml
Pur = 1:1000 → Konzentration 1 mg/ml					
Anaphylaxie	0,01 mg/kg i. m.	0,05 ml	0,1 ml	0,2 ml	0,3 ml
Krupp (Inhalation) pur	–	3 ml	4 ml	5 ml	5 ml

◼ Tab. 20.4 Dosierung Adrenalin

Indikation	Dosierung	5 kg	10 kg	20 kg	30 kg
InfectoKrupp Inhal (4 mg/ml, 1 Dosierhub = 0,14 ml = 0,56 mg Epinephrin)					
Krupp (Inhalation)	5–14 Hübe (= 2,8–7,8 mg)	5 Hübe	7 Hübe	10 Hübe	14 Hübe
Dauertropfinfusion (DTI): 1 mg ad 50 ml NaCl 0,9%					
Schock	0,1 µg/kg/min i. v.	1,7 ml/h	3,3 ml/h	6,7 ml/h	10,0 ml/h

- **Alteplase**

(1 mg/ml) ◼ Tab. 20.5

◼ Tab. 20.5 Dosierung Alteplase

Indikation	Dosierung	5 kg	10 kg	20 kg	30 kg
Lyse unter laufender CPR bei V. a. fulminante Lungenembolie	0,6 mg/kg i. v. als Bolus	3,0 ml	6,0 ml	12,0 ml	18,0 ml

- **Amiodaron**

(150 mg/3 ml = 50 mg/ml) ◧ Tab. 20.6

◧ Tab. 20.6 Dosierung Amiodaron

Indikation	Dosierung	5 kg	10 kg	20 kg	30 kg
Persistierendes Kammerflimmern/pulslose ventrikuläre Tachykardie (nach 3. und 5. Defibrillation)	5 mg/kg i. v. als Bolus	0,5 ml	1,0 ml	2,0 ml	3,0, ml
Rhythmusstörung	5 mg/kg i. v. über 20 min	0,5 ml*	1,0 ml*	2,0 ml*	3,0 ml*

* Hinweis: Verdünnung ad 10 ml mit Glukose 5 %, Laufgeschwindigkeit Perfusor 30 ml/h.

- **Atracurium**

(10 mg/ml), ◧ Tab. 20.7

◧ Tab. 20.7 Dosierung Atracurium

Indikation	Dosierung	5 kg	10 kg	20 kg	30 kg
Relaxierung	0,3 mg/kg i. v. als Bolus	0,15 ml	0,3 ml	0,6 ml	0,9 ml

Hinweis: nicht-depolarisierend, Wirkungseintritt nach ca. 2 min, Wirkungsdauer ca. 30 min.

- **Atropin**

(0,5 mg/ml), ◘ Tab. 20.8

◘ Tab. 20.8 Dosierung Atropin

Indikation	Dosierung	5 kg	10 kg	20 kg	30 kg
Bradykardie	0,02 mg/kg i. v.	0,2 ml	0,4 ml	0,8 ml	1,2 ml

Hinweis: mind. 0,1 mg absolut, da ansonsten Gefahr der paradoxen Bradykardie, bei Organophosphat-Vergiftung 0,1 mg/kg i. v., dann 0,02–0,05 mg/kg/Dosis alle 15–60 min bis Atropineffekt sichtbar.

- **Calcium 10 %**

(~100 mg/ml, 0,23 mmol/ml), ◘ Tab. 20.9

◘ Tab. 20.9 Dosierung Calcium

Indikation	Dosierung	5 kg	10 kg	20 kg	30 kg
Hyperkaliämie	0,5 ml/kg i. v. über 10 min = 50 mg/kg i. v.	2,5 ml	5,0 ml	10,0 ml	15,0 ml

- **Cimetidin**

(200 mg/2 ml), ◘ Tab. 20.10

◘ Tab. 20.10 Dosierung Cimetidin

Indikation	Dosierung	5 kg	10 kg	20 kg	30 kg
Allergische Reaktion/ Anaphylaxie	10 mg/kg i. v.	0,5 ml	1,0 ml	2,0 ml	3,0 ml

Hinweis: H_2-Blocker.

- **Clemastin**

(2 mg/5 ml), ◻ Tab. 20.11

◻ **Tab. 20.11** Dosierung Clemastin					
Indikation	Dosierung	5 kg	10 kg	20 kg	30 kg
Allergische Reaktion/ Anaphylaxie	0,03 mg/ kg i. v.	0,4 ml	0,8 ml	1,5 ml	2,3 ml
Hinweis: H_1-Blocker					

- **Clonazepam**

(1 mg/ml), ◻ Tab. 20.12
Trockensubstanz 1 mg + Lösungsmittel 1 ml

◻ **Tab. 20.12** Dosierung Clonazepam					
Indikation	Dosierung	5 kg	10 kg	20 kg	30 kg
Anti-epleptikum	0,02 mg/ kg i. v.	0,1 ml	0,2 ml	0,4 ml	0,6 ml
Hinweis: langsam injizieren.					

- **Dexamethason i.v.**

(z. B. 40 mg/5 ml), ◻ Tab. 20.13

◻ **Tab. 20.13** Dosierung Dexamethason i.v.					
Indikation	Dosierung	5 kg	10 kg	20 kg	30 kg
Anaphylaxie, Asthma	0,5 mg/kg i. v.	0,3 ml	0,6 ml	1,2 ml	1,8 ml

■ **Dexamethason p.o.**

(2 mg/5 ml), ▣ Tab. 20.14

▣ Tab. 20.14 Dosierung Dexamethason p.o.

Indikation	Dosierung	5 kg	10 kg	20 kg	30 kg
Viraler Krupp	0,15 mg/kg p.o.	1,9 ml	3,75 ml	7,5 ml	11 ml
Asthma	0,5 mg/kg p.o.	6,3 ml	12,5 ml	25 ml	---

■ **Diazepam**

(Rektiole 5 mg/10 mg, Injektionslösung 10 mg/2 ml),
▣ Tab. 20.15

▣ Tab. 20.15 Dosierung Diazepam

Indikation	Dosierung	5 kg	10 kg	20 kg	30 kg
Antiepilep-tikum i. v.	0,25 mg/kg i. v.	0,25 ml	0,5 ml	1,0 ml	1,5 ml
Rektiole 5 mg		½	1	–	–
Rektiole 10 mg		–	½	1	1

Hinweis: i. v.-Anwendung nur noch selten praktiziert (wg. kurzer antiepileptischer Wirkdauer), deutlich bessere Studienergebnisse für Midazolam oder Lorazepam.

■ **Dimenhydrinat**

(62 mg/10 ml, Supp. 40 mg, 70 mg, 150 mg), ▣ Tab. 20.16

▣ Tab. 20.16 Dosierung Dimenhydrinat

Indikation	Dosierung	5 kg	10 kg	20 kg	30 kg
Übelkeit/Erbrechen	1 mg/kg i. v.	1,0 ml	2,0 ml	3,0 ml	5,0 ml
Supp. 40 mg	3–5 mg/kg rektal	–	1		
Supp. 70 mg	3–5 mg/kg rektal	–	–	1	1

- **Dimetindenmaleat**

(4 mg/4 ml), ◘ Tab. 20.17

◘ Tab. 20.17 Dosierung Dimetindenmaleat

Indikation	Dosierung	5 kg	10 kg	20 kg	30 kg
Anaphylaxie	0,1 mg/kg i. v.	0,5 ml	1,0 ml	2,0 ml	3,0 ml

Hinweis: H_1-Blocker.

- **Dobutamin**

(250 mg/50 ml), ◘ Tab. 20.18
Dauertropfinfusion (DTI)

◘ Tab. 20.18 Dosierung Dobutamin

Indikation	Dosierung	5 kg	10 kg	20 kg	30 kg
CPR, Schock	10 µg/kg/min i. v.	0,6 ml/h	1,2 ml/h	2,4 ml/h	3,6 ml/h

- **Epinephrin**

→ Adrenalin

- **Esketamin**

(5 mg/ml), ◘ Tab. 20.19

◘ Tab. 20.19 Dosierung Esketamin

Indikation	Dosierung	5 kg	10 kg	20 kg	30 kg
Analgesie	0,5 mg/kg i. v.	0,5 ml	1,0 ml	2,0 ml	3,0 ml
Narkoseeinleitung	1–2 mg/kg i. v.	1,0–2,0 ml	2,0–4,0 ml	4,0–8,0 ml	6,0–12,0 ml

Hinweis: Dosis ggf. wiederholen.
Beachte: Hypersalivation mit Gefahr des reflektorischen Laryngospasmus (ggf. Kombination mit Atropin), großes Verwechslungsrisiko der Ampullen mit Gefahr der 5-fachen Überdosierung! Bonchodilatatorische Wirkung → Narkoseeinleitung bei Status asthmaticus, bei Ketamin doppelte Dosierung im Vergleich zu Esetamin, wegen Halluzinationen immer Kombination mit z. B. Midazolam empfohlen.

- **Esketamin**

(25 mg/ml), ◨ Tab. 20.20

◨ Tab. 20.20 Dosierung Esketamin					
Indikation	Dosierung (mg/kg)	5 kg	10 kg	20 kg	30 kg
Analgesie intranasal	2 mg/kg intranasal	0,4 ml	0,8 ml	1,6 ml	2,4 ml
Analgesie rektal	5 mg/kg rektal	1,0 ml	2,0 ml	4,0 ml	6,0 ml
Analgesie intramuskulär	3 mg/kg intramuskulär	0,6 ml	1,2 ml	2,4 ml	3,6 ml

Hinweis: intranasal über Mucosal Atomization Device (MAD), rektal über Rektalapplikator oder kurze Infusionsleitung tief rektal (Spritzenkonus nicht ausreichend), bei Ketamin doppelte Dosierung im Vergleich zu Ketamin, wegen Halluzinationen Kombination mit z. B. Midazolam empfohlen.

- **Etomidat**

(20 mg/10 ml), ◨ Tab. 20.21

◨ Tab. 20.21 Dosierung Etomidat					
Indikation	Dosierung	5 kg	10 kg	20 kg	30 kg
Narkose-einleitung	0,3 mg/kg i. v.	0,75 ml	1,5 ml	3,0 ml	4,5 ml

Hinweis: ab 6 Monate zugelassen, schneller Wirkungseintritt (ca. 20 Sek.), kurze Wirkdauer (2–5 min).

- **Fentanyl**

(50 µg/ml), ◻ Tab. 20.22

◻ Tab. 20.22 Dosierung Fentanyl

Indikation	Dosierung	5 kg	10 kg	20 kg	30 kg
Analgesie	1 µg/kg i. v.	0,1 ml	0,2 ml	0,4 ml	0,6 ml
Analgesie	1,5 µg/kg intranasal (über MAD)	0,12 ml	0,3 ml	0,6 ml	0,9 ml
Narkose-einleitung	3 µg/kg i. v.	0,3 ml	0,6 ml	1,2 ml	1,8 ml

- **Flumazenil**

(0,5 mg/5 ml, 1 mg/10 ml), ◻ Tab. 20.23

◻ Tab. 20.23 Dosierung Flumazenil

Indikation	Dosierung	5 kg	10 kg	20 kg	30 kg
Antidot Benzo-diazepine	0,01 mg/kg i. v.	0,5 ml	1,0 ml	2,0 ml	3,0 ml

Langsam i. v. spritzen, ggf. repetitiv anwenden.

- **Glucagon**

(1 mg/ml), ◻ Tab. 20.24

◻ Tab. 20.24 Dosierung Glucagon

Indikation	Dosierung	5 kg	10 kg	20 kg	30 kg
Beta-blocker-Therapie, Katechola-mintherapie ohne Ansprechen	30 µg/kg i. v. danach DTI: 0,1–0,2 µg/kg/min	0,15 ml	0,3 ml	0,6 ml	0,9 ml

◼ Tab. 20.24 (Fortsetzung)

Indikation	Dosierung	5 kg	10 kg	20 kg	30 kg
Beta-blocker-Intoxikation	0,1 mg/kg i. v. als Bolus,	0,5 ml	1,0 ml	2,0 ml	3,0 ml
	dann 0,07 mg/kg/h*	3,5 ml/h	7,0 ml/h	14,0 ml/h	21,0 ml/h

* 0,07 mg/kg/h als Dauertropf: 1 mg=1 ml + 9 ml Aqua → Konzentration 0,1 mg/ml.

- **Glukose**

(10 %, 20 %, 50 %), ◼ Tab. 20.25

◼ Tab. 20.25 Dosierung Glukose

Indikation	Dosierung	5 kg	10 kg	20 kg	30 kg
Hypoglykämie	G 10% 5 ml/kg i. v.	25 ml	50 ml	100 ml	150 ml
	G 20% 2,5 ml/kg	12,5 ml	25 ml	50 ml	75 ml
	G 50% 1 ml/kg	5 ml	10 ml	20 ml	30 ml
Anabolisierung bei Stoffwechselnotfall	G 10% 10 mg/kg/min = 6 ml/kg/h	30 ml/h	60 ml/h	120 ml/h	180 ml/h
Neugeborenenversorgung mit BZ <30 mg/dl oder längerer Transport	G 10% 3 ml/kg/h	15 ml/h			

Hinweis: G 50% bei peripherer Infusion schmerzhaft, deshalb verdünnen.

- **HAES 6%**

(HES 200/0,5), ◪ Tab. 20.26

◪ Tab. 20.26 Dosierung HAES als Plasmaexpander

Indikation	Dosierung	5 kg	10 kg	20 kg	30 kg
HAES 6 %	5 ml/kg	25 ml	50 ml	100 ml	150 ml

- **Haloperidol**

(5 mg/ml), ◪ Tab. 20.27

◪ Tab. 20.27 Dosierung Haloperidol

Indikation	Dosierung	5 kg	10 kg	20 kg	30 kg
Psychose	0,05 mg/kg i. v.	–	–	0,2 ml	0,3 ml

- **Ibuprofen**

(Supp. 60 mg, 125 mg, Saft 2 %=100mg/5 ml, Saft 4 % = 200 mg/5 ml), ◪ Tab. 20.28

◪ Tab. 20.28 Dosierung Ibuprofen

Indikation	Dosierung	5 kg	10 kg	20 kg	30 kg
Analgesie/ Antipyrese	10 mg/kg p. o.				
Supp. 60 mg		1		–	–
Supp. 125 mg		–	1	–	–
Saft 2 % 100 mg/5 ml		2,5 ml	5,0 ml	10,0 ml	15,0 ml
Saft 4 % 200 mg/5 ml		–	2,5 ml	5,0 ml	7,5 ml

- **Kohle, medizinische**

(50 g zur Herstellung von 400 ml Suspension), ◘ Tab. 20.29

◘ Tab. 20.29	Dosierung Kohle				
Indikation	Dosierung	5 kg	10 kg	20 kg	30 kg
Intoxikation	1 g/kg p. o.	5 g	10 g	20 g	30 g

Hinweis: Nur nach Rücksprache mit Giftnotruf.
Beachte: Aspirationsrisiko bei Bewusstseinstrübung, zumeist Sonde notwendig, Versuch mit Anmischen mit Kakao.

- **Levetiracetam**

(100 mg/ml), ◘ Tab. 20.30

◘ Tab. 20.30	Dosierung Levetiracetam				
Indikation	Dosierung	5 kg	10 kg	20 kg	30 kg
Anti-epileptikum	20 mg/kg i. v.	1,0 ml	2,0 ml	4,0 ml	6,0 ml

Hinweis: Empfohlene Dosis je nach Alter in 20–100 ml Volumen verdünnen und über 10 min i. v. injizieren.

- **Lorazepam**

(2 mg/ml, Tavor expidet 1 mg), ◘ Tab. 20.31

◘ Tab. 20.31	osierung Lorazepam				
Indikation	Dosierung	5 kg	10 kg	20 kg	30 kg
Anti-epiletikum	0,1 mg/kg i. v.	0,3 ml	0,5 ml	1,0 ml	1,5 ml
	0,1 mg/kg sublingual Tavor expidet® 1 mg	½	1	1	2

Hinweis: Tavor pro injectione: Lagerung Kühlschrank, bei Raumtemperatur 72 h haltbar, Tavor expidet 1 mg-Tbl. gut teilbar.

- **Magnesiumsulfat 10 %**

(z. B. 1000 mg/10 ml), ◻ Tab. 20.32

◻ **Tab. 20.32** Dosierung Magnesium		5 kg	10 kg	20 kg	30 kg
Indikation	Dosierung	5 kg	10 kg	20 kg	30 kg
Torsade de Pointes, Reservemittel Asthma	50 mg/kg i. v. über 15 min (solange HF >100/min)	2,5 ml	5,0 ml	10,0 ml	15,0 ml
Hinweis: langsam i. v. spritzen					

- **Methylprednisolon**

(Trockensubstanz 250 mg/1000 mg), ◻ Tab. 20.33

◻ **Tab. 20.33** Dosierung Methylprednisolon					
Indikation	Dosierung	5 kg	10 kg	20 kg	30 kg
Anaphylaxie/ Asthma	2 mg/kg i. v.	10 mg	20 mg	40 mg	60 mg

- **Midazolam (1 mg/ml)**

◻ Tab. 20.34

◻ **Tab. 20.34** Dosierung Midazolam 1 mg/ml					
Indikation	Dosierung	5 kg	10 kg	20 kg	30 kg
Sedierung	0,05 mg/kg i. v.	0,25 ml	0,5 ml	1,0 ml	1,5 ml
Anti- epileptikum	0,1 mg/kg i. v.	0,5 ml	1,0 ml	2,0 ml	3,0 ml
Narkose- einleitung	0,2 mg/kg i. v.	1,0 ml	2,0 ml	4,0 ml	6,0 ml
Hinweis: hohes Verwechslungsrisiko von 5 mg/5 ml- und 15 mg/3 ml- Ampullen!					

- **Midazolam (5 mg/ml)**

☐ Tab. 20.35

☐ **Tab. 20.35** Dosierung Midazolan 5 mg/ml					
Indikation	Dosierung	5 kg	10 kg	20 kg	30 kg
Anti-epileptikum	0,1 mg/kg i. v.	0,1 ml	0,2 ml	0,4 ml	0,6 ml
Narkose-einleitung[1]	0,2 mg/kg i. v.	0,2 ml	0,4 ml	0,8 ml	1,2 ml
Sedierung	0,3 mg/kg intranasal[2]	0,3 ml	0,6 ml	1,2 ml	1,8 ml
Anti-epilepticum	0,3 mg/kg intranasal	0,3 ml	0,6 ml	1,2 ml	1,8 ml
Anti-epileptikum	0,5 mg/kg buccal	0,5 ml	1,0 ml	2,0 ml	3,0 ml
Buccolam® (5 mg/ml)[3]		2,5 mg (gelb)	5,0 mg (blau)	7,5 mg (pink)	10 mg (rot/orange)
Anti-epileptikum	0,5 mg/kg rektal[4]	0,5 ml	1,0 ml	2,0 ml	3,0 ml

Hinweis: Effekt nach 3–5 min, Beachte: repetitive Gaben → Apnoe.
[1] Aufrechterhaltung der Narkose mit Midazolam-DTI 0,1–0,3 mg/kg/h, Verdünnung Midazolam auf 1 mg/ml.
[2] Intranasale Anwendung: Mucosal Atomization Device (MAD), immer hohe Konzentration 5 mg/ml verwenden; buccale Anwendung: Präparat über kurze Leitung in Wangentasche applizieren.
[3] kommerziell erhältliches Midazolam zur buccalen Anwendung. (Buccolam® 2,5/5/7,5/10 mg, Fa. Viropharma).
[4] Rektale Anwendung: über Rektalapplikator oder abgeschnittene kurze Leitung, lange Ansprechzeit, nur anwenden, wenn bukkale und intranasale Gabe nicht notwendig.
Beachte: Atemdepression, v. a. bei repetitiver Gabe, selten Blutdruckabfall.

■   **Mivacurium**

(10 mg/5 ml), ◧ Tab. 20.36

◧ **Tab. 20.36** Dosierung Mivacurium					
Indikation	Dosierung	5 kg	10 kg	20 kg	30 kg
Relaxierung	0,2 mg/kg i. v.	0,5 ml	1,0 ml	2,0 ml	3,0 ml

Hinweis: Nicht-depolarisierend, Wirkungseintritt nach ca. 2 min, Wirkungsdauer 15–20 min.

■   **Morphin**

(10 mg/ml), ◧ Tab. 20.37

◧ **Tab. 20.37** Dosierung Morphin					
Indikation	Dosierung	5 kg	10 kg	20 kg	30 kg
Analgesie	0,1 mg/kg intranasal	0,05 ml	0,1 ml	0,2 ml	0,3 ml
1 ml ad 10 ml NaCl 0,9% aufziehen → Konzentration 1 mg/ml					
Analgesie	0,1 mg/kg i. v.	0,5 ml	1,0 ml	2,0 ml	3,0 ml

Beachte: Es gibt auch 20 mg/ml-Ampullen → großes Verwechslungsrisiko mit lebensbedrohlicher Überdosierung.

■   **Naloxon**

(0,4 mg/ml), ◧ Tab. 20.38

◧ **Tab. 20.38** Dosierung Naloxon					
Indikation	Dosierung	5 kg	10 kg	20 kg	30 kg
Opioid-Antidot	0,01 mg/kg i. v.	0,1 ml	0,25 ml	0,5 ml	0,75 ml

Hinweis: max. ED 2 mg, kurze Halbwertszeit → ggf. repetitive Gabe, da Rückkehr der Intoxikationssymptome, immer intensivmedizinische Überwachung, danach ggf. DTI 0,01 mg/kg/h.

- **Natriumbikarbonat 8,4 %**

(1 mmol/ml), ◧ Tab. 20.39

◧ Tab. 20.39 Dosierung Natriumbikarbonat

Indikation	Dosierung	5 kg	10 kg	20 kg	30 kg
Prolongierte CPR	1 mmol/kg i. v.	5 ml	10 ml	20 ml	30 ml

Hinweis: Verdünnung 1:1 mit Aqua.

- **Noradrenalin**

(1 mg/ml) = Norephinephrin, ◧ Tab. 20.40
Dauertropfinfusion (DTI): 1 mg ad 50 ml NaCl 0,9 %

◧ Tab. 20.40 Dosierung Noradrenalin

Indikation	Dosierung	5 kg	10 kg	20 kg	30 kg
Schock	0,1 µg/kg/min i. v.	1,7 ml/h	3,3 ml/h	6,7 ml/h	10,0 ml/h

Formel: Gewicht:3 = Laufgeschwindigkeit Perfusor = 0,1 µg/kg/min.

- **Paracetamol**

(10 mg/ml, Supp. 75 mg, 125 mg, 250 mg, 500 mg),
◧ Tab. 20.41

◧ Tab. 20.41 Dosierung Paracetamol

Indikation	Dosierung	5 kg	10 kg	20 kg	30 kg
Analgesie, Antipyrese	15 mg/kg p. o./rektal	75 mg	125 mg	250 mg	250 mg
	10 mg/kg i. v. über 15 min.	5,0 ml	10,0 ml	20,0 ml	30,0 ml

Beachte: Leberversagen bei Überschreiten der Grenzdosis (~100 mg/kg/Tag).

■   **Phenobarbital**

(200 mg/ml), ◪ Tab. 20.42

1 ml ad 9 ml NaCl 0,9% verdünnt → Konzentration 20 mg/ml

◪ **Tab. 20.42** Dosierung Phenobarbital					
Indikation	Dosierung	5 kg	10 kg	20 kg	30 kg
Anti-epilektikum	10 mg/kg langsam i. v. über ca. 10 min	2,5 ml	5,0 ml	10,0 ml	15,0 ml

■   **Phenytoin**

(250 mg/5 ml), ◪ Tab. 20.43

◪ **Tab. 20.43** Dosierung Phenytoin					
Indikation	Dosierung	5 kg	10 kg	20 kg	30 kg
Anti-epilektikum	10 mg/kg i. v. über 10 min.	1,0 ml	2,0 ml	4,0 ml	6,0 ml

Infusionsgeschwindigkeit max. 25 mg/min
Beachte: Gabe nur über sicheren i. v.-Zugang, nur unter EKG-Kontrolle, Stopp, wenn HF um 10/min sinkt, NW: Bradykardie, Hypotension

■   **Piritramid**

(15 mg/2 ml), ◪ Tab. 20.44

15 mg = 2 ml ad 15 ml NaCl 0,9% → Konzentration 1 mg/ml

◪ **Tab. 20.44** Dosierung Piritamid					
Indikation	Dosierung	5 kg	10 kg	20 kg	30 kg
Analgesie	0,1 mg/kg i. v.	0,5 ml	1,0 ml	2,0 ml	3,0 ml

- **Prednison/Prednisolon**

◘ Tab. 20.45

(Rectodelt 100 mg, Klismacort 100 mg, Infectocortikrupp 100 mg)

◘ Tab. 20.45 Dosierung Prednison					
Indikation	Dosierung	5 kg	10 kg	20 kg	30 kg
Anaphylaxie/ Asthma	2 mg/kg i. v.	10 mg	20 mg	40 mg	60 mg
Pseudokrupp	rektal	100 mg	100 mg	100 mg	200 mg

- **Propofol 1 %**

(10 mg/ml), ◘ Tab. 20.46

◘ Tab. 20.46 Dosierung Propofol					
Indikation	Dosierung	5 kg	10 kg	20 kg	30 kg
Sedierung	1 mg/kg i. v.	0,5 ml	1,0 ml	2,0 ml	3,0 ml
Narkose- einleitung	3 mg/kg i. v.	1,5 ml	3,0 ml	6,0 ml	9,0 ml
Hinweis: NW: ausgeprägte Blutdrucksenkung, Atemdepression					

■ **Reproterol**

(1 ml = 0,09 mg ad 15 ml NaCl 0,9% → Konzentration
6 µg/ml), ◨ Tab. 20.47

◨ **Tab. 20.47** Dosierung Reproterol

Indikation	Dosierung	5 kg	10 kg	20 kg	30 kg
Status asthmaticus	1,2 µg/kg i. v. (Bolus über 30–60 sec)	1,0 ml	2,0 ml	4,0 ml	6,0 ml

Hinweis: ab > 3 Monate zugelassen, auch initiale Kurzinfusion und anschließende Dauerinfusion zugelassen, eher auf Intensivstation
Kurzinfusion (Initial): 1 µg Reproterolhydrochlorid/kg/min über 10 min, 1 ml Injektionslösung (90 µg Reproterolhydrochlorid) ist für 9 kg Körpergewicht ausreichend.
Dauerinfusion: 0,2 µg Reproterolhydrochlorid/kg/min über 36–48 Stunden, 1 ml Injektionslösung (90 µg Reproterolhydrochlorid) reicht für eine 30-minütige Infusion bei 15 kg Körpergewicht aus, unter ständiger Kontrolle der Herzfrequenz (nicht über 200/min!) kann die Dosis in Abhängigkeit von der Wirkung alle 10–30 min um 0,1 µg/kg Körpergewicht/min erhöht werden. Bei der Gefahr einer respiratorischen Insuffizienz kann so bis zu einer Maximaldosis von 2,0 µg/kg/min erhöht und die Dosis beibehalten werden, bis eine deutliche Besserung eintritt (bis zu 48 Stunden).

■ **Rocuronium**

(50 mg/5 ml = 10 mg/ml), ◨ Tab. 20.48

◨ **Tab. 20.48** Dosierung Rocuronium

Indikation	Dosierung	5 kg	10 kg	20 kg	30 kg
Relaxierung	1,0 mg/kg i. v. (<1. LJ: 0,3 mg/kg i. v.)	0,5 ml	1,0 ml	2,0 ml	3,0 ml

Hinweis: Nicht-depolarisierend, Wirkungseintritt nach ca. 1 min, Wirkungsdauer ca. 30–50 min

■ **Salbutamol**

(Inhalationslösung 0,5%, Fertiginhalat 1,25 mg), ◘ Tab. 20.49

◘ Tab. 20.49 Dosierung Salbutamol

Indikation	Dosierung	5 kg	10 kg	20 kg	30 kg
Asthma/ Bronchitis	Inhalations- lösung 0,5% 8 gtt. (= 2 mg)	8 gtt. ad. 2 ml NaCl 0,9%	8 gtt. ad. 2 ml NaCl 0,9%	8 gtt. ad. 2 ml NaCl 0,9%	8 gtt. ad. 2 ml NaCl 0,9%
	Fertiginhalat 2,5 ml = 1,25 mg	1 Amp.	1–2 Amp.	1–2 Amp.	1–2 Amp.

■ **Simeticon**

(69,2 mg/ml), ◘ Tab. 20.50

◘ Tab. 20.50 Dosierung Simeticon

Indikation	Dosierung	5 kg	10 kg	20 kg	30 kg
Entschäumer	1 ml/kg p. o.	5 ml	10 ml	20 ml	30 ml

■ **Succinylcholin 1 % = Suxamethoniumchlorid**

(20 mg/ml), ◘ Tab. 20.51

◘ Tab. 20.51 Dosierung Succinylcholin

Indikation	Dosierung	5 kg	10 kg	20 kg	30 kg
Relaxierung	1 mg/kg i. v.	0,3 ml	0,5 ml	1,0 ml	1,5 ml

Hinweis: Depolarisierend, Wirkungseintritt nach 30–60 Sek., Wirkdauer ca. 5 min, möglichst keine Nachinjektionen.
Gefahr: Hyperkaliämie durch Kaliumverschiebung nach extrazellulär, Asystolie, maligne Hyperthermie, Steigerung des Bradyarrhythmierisikos bei Hypoxie und Hyperkapnie.
Nicht anwenden bei Muskelerkrankungen.

- **Suprarenin**

→ Adrenalin

- **Terbutalin**

(0,5 mg/ml), ◘ Tab. 20.52

◘ **Tab. 20.52** Dosierung Terbutalin					
Indikation	**Dosierung**	**5 kg**	**10 kg**	**20 kg**	**30 kg**
Asthmaanfall	0,005 mg/kg s.c.	0,05 ml	0,1 ml	0,2 ml	0,3 ml

Hinweis: Nur zur subkutanen Gabe zugelassen.
Nach Verdünnung auf 10–20 ml kann die selbe Dosis auch sehr langsam i. v. appliziert werden.
Beachte: Bei schneller i. v.-Gabe Gefahr des Kammerflimmerns. Bei i. v.-Gabe von β_2-Agonisten häufiger Nebenwirkungen als bei Inhalation.

- **Terlipressin**

(1 mg/5 ml), ◘ Tab. 20.53

◘ **Tab. 20.53** Dosierung Terlipressin					
Indikation	**Dosierung**	**5 kg**	**10 kg**	**20 kg**	**30 kg**
Reanimation	0,02 mg/kg	0,5 ml	1,0 ml	2,0 ml	3,0 ml

- **Theophyllin**

(200 mg/10 ml), ◘ Tab. 20.54

◘ **Tab. 20.54** Dosierung Theophyllin					
Indikation	**Dosierung**	**5 kg**	**10 kg**	**20 kg**	**30 kg**
Asthmaanfall	6 mg/kg i. v. über 20 min.	1,5 ml	3,0 ml	6,0 ml	9,0 ml

Hinweis: langsame Infusion über 20 min., rasche Injektion kann tachykarde Rhythmusstörungen oder Krampfanfälle auslösen, bei Vortherapie halbe Dosis (geringe therapeutische Breite)

- **Thiopental**

(25 mg/ml), ◻ Tab. 20.55

◻ **Tab. 20.55** Dosierung Thiopental					
Indikation	Dosierung	5 kg	10 kg	20 kg	30 kg
Narkose-einleitung	5 mg/kg i. v.	1,0 ml	2,0 ml	4,0 ml	6,0 ml

Hinweis: schneller Wirkungseintritt nach 10–30 Sek.
Vorsicht: Blutdruckabfall + kardiovaskuläre Depression, Dosisreduktion bei manifestem Schock/Hypovolämie

- **Tranexamsäure**

(500 mg/5 ml), ◻ Tab. 20.56

◻ **Tab. 20.56** Dosierung Tranexamsäure					
Indikation	Dosierung	5 kg	10 kg	20 kg	30 kg
Polytrauma mit akuter Blutung	10–20 mg/kg i. v.	0,5–1 ml	1–2 ml	2–4 ml	3–6 ml

- **Urapidil**

(25 mg/5 ml), ◻ Tab. 20.57

◻ **Tab. 20.57** Dosierung Urapidil					
Indikation	Dosierung	5 kg	10 kg	20 kg	30 kg
Antihyperten-sivum	1 mg/kg langsam i, v,	1,0 ml	2,0 ml	4,0 ml	6,0 ml

Hinweis: Sehr, sehr langsame Injektion, nach 1/3 der Dosis Blutdruckkontrolle, dann ggf. nächstes 1/3 applizieren.

- **Valproinsäure = Valproat**

(100 mg/ml), ▢ Tab. 20.58
Trockensubstanz + 4 ml Lösungsmittel

▢ **Tab. 20.58** Dosierung Valproinsäure

Indikation	Dosierung	5 kg	10 kg	20 kg	30 kg
Anti-epileptikum	20 mg/kg i. v. über 5–10 min.	1,0 ml	2,0 ml	4,0 ml	6,0 ml

- **Vasopressin bei therapieresistenter Reanimation***

▢ Tab. 20.59
20 IE/ml = 1 ml ad 10 ml NaCl 0,9 → Konzentration 2 IE/ml

▢ **Tab. 20.59** Dosierung Vasopressin bei therapieresistenter Reanimation

Indikation	Dosierung	5 kg	10 kg	20 kg	30 kg
Reanimation	0,4 IE/kg i. v. als Bolus	1,0 ml	2,0 ml	4,0 ml	6,0 ml

* Vorsicht: Nicht mit Desmopressin verwechseln.

- **Vasopressin-DTI bei therapierefraktärem Schock***

▢ Tab. 20.60
20 IE/ml = 1 ml ad 100 ml NaCl 0,9 → Konzentration 0,2 IE/ml

▢ **Tab. 20.60** Dosierung Vasopressin als DTI (= Dauertropfinjektion) bei therapierefraktärem Schock

Indikation	Dosierung	5 kg	10 kg	20 kg	30 kg
Schock[1]	0,0003–0,002 IE/kg/min	0,5–3 ml/h	1–6 ml/h	2–12 ml/h	3–18 ml/h

* Vorsicht: Nicht mit Desmopressin verwechseln.
[1] Nur bei katecholaminrefraktärem Schock als DTI.

Normalwerte und Scores

© Springer-Verlag GmbH Deutschland 2019
T. Nicolai, F. Hoffmann, *Kindernotfall-ABC*
https://doi.org/10.1007/978-3-662-49797-5_21

21.1 Blutdruck und Herzfrequenz

▣ Tab. 21.1

▣ Tab. 21.1 Normalwerte Blutdruck und Herzfrequenz

Alter	Syst. RR (mmHg)	Diast. RR (mmHg)	Herzfrequenz
Neugeborenes	50–70	30–45	120–150/min
6 Monate	70–90	50–70	100–150/min
1–3 Jahre	80–113	46–79	90–140/min
4–6 Jahre	80–115	47–79	75–130/min
7–10 Jahre	83–122	52–83	70–120/min
11–13 Jahre	95–136	58–88	60–100/min
14–16 Jahre	100–127	55–77	60–90/min

21.2 **Körpergewicht**

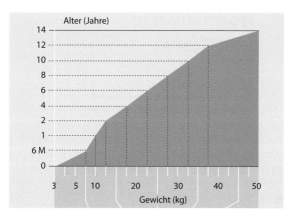

◘ **Abb. 21.1** Körpergewicht und Alter

21.3   Neurologische Untersuchung

■   Neurologische Erstuntersuchung

Eine Übersicht des AVPU-Scores zur neurologischen Erstbeurteilung gibt ■ Abb. 21.2.

Bei P und U ist Atemwegssicherung obligat, da pGCS-
Wert >8.

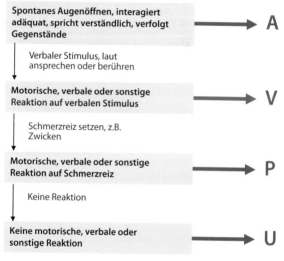

■ **Abb. 21.2** AVPU-Score zur neurologischen Erstbeurteilung

- **Glasgow Coma Scale**
▪ Tab. 21.2

▪ Tab. 21.2 Glasgow Coma Scale (pGCS) für Kinder

Augen öffnen	Augenöffnung spontan		4
	Auf Ansprache		3
	Auf Schmerzreiz		2
	Gar nicht		1
Motorik	Gezieltes Greifen auf Aufforderung, befolgt Befehle		6
	Gezielte Abwehr auf Schmerzreiz		5
	Ungezielte Beugung auf Schmerzreiz, Massenbewegung		4
	Beugesynergismen auf Schmerzreize (Decortikation)		3
	Strecksynergismen auf Schmerzreize (Dezerebration)		2
	Keine motorische Reaktion auf Schmerzreize		1
Verbale Antwort	**Nonverbale Kinder (~<2 J.)**	**Verbale Kinder/ Jugendliche**	
	Fixiert, verfolgt, erkennt, lacht, interagiert adäquat	Spricht verständlich, ist orientiert	5
	Fixiert, verfolgt inkonstant, erkennt nicht sicher, bei Schreien tröstbar	Verwirrt, desorientiert, spricht unzusammenhängend	4
	Einzelne Laute, untröstbar bei Schreien	Antwortet inadäquat, Wortsalat	3
	Motorisch unruhig, Stöhnen, irritabel	Unverständliche Laute	2
	Keine verbalen Äußerungen	Keine verbalen Äußerungen	1
Gesamtpunktzahl			15

21.4 Atemwegsmanagement

Die Größen von Larynxmasken und Endotrachealtuben sind in ◙ Tab. 21.3 bzw. ◙ Tab. 21.4 dargestellt.

◙ **Tab. 21.3** Larynxmaske – Größen

Größe*	Blockungsvolumen
#4,0	≤30 ml
#3,0	≤20 ml
#3,0	≤20 ml
#2,5	≤14 ml
#2,5	≤14 ml
#2,0	≤10 ml
#2,0	≤10 ml
#1,5	≤7 ml
#1,5	≤2–4 ml
#1,0	≤2–4 ml

Bei blockbarem Tubus (z. B. Microcuff) immer 1/2 Nr. kleiner.

◨ **Tab. 21.4** Endotrachealtubus – Größen

Länge oral (cm)	Größe Innendurchmesser (mm)
20	7,5
19	7,0
18	6,5
16	6,0
15	5,5*
14	5,0*
13	4,5*
12	4,0*
11	3,5*
9	3,0*

* Ungeblockt.

Notfalltabellen

© Springer-Verlag GmbH Deutschland 2019
T. Nicolai, F. Hoffmann, *Kindernotfall-ABC*
https://doi.org/10.1007/978-3-662-49797-5_22

■ **Reanimation/Anaphylaxie**

Die Größen von Larynxmasken und Endotrachealtuben sowie die Notfallmedikamente sind in der Notfalltabelle »Reanimation/Anaphylaxie« dargestellt (◻ Abb. 22.1).

Eine weitere Abbildung fasst die Notfallmaßnahmen im Fall von Atemnot, Anfällen, zur Narkoseeinleitung und Analgosedierung zusammen (◻ Abb. 22.2).

Reanimation/Anaphylaxie

Larynxmaske	ET-Tubus	
Größe #	Länge oral (cm)	Größe ID (mm)
4	20	7,0*
3	19	6,5*
3	18	6,0*
2,5	16	5,5*
2,5	15	5,0*
2	14	4,5*
2	13	4,0*
1,5	12	3,5*
1,5	11	3,0*
1	9	3,0 ohne Cuff

* Tubus mit kleinem distalen Cuff, Druckmessung obligat (max. 20 cm H$_2$O)!
  Tubus ohne Cuff halbe Nummer größer wählen

Reanimation	**Adrenalin** 1:10 (1 ml = 1 mg + 9 ml NaCl 0,9%) **i.v./i.o.**
	Amiodaron (150 mg/3 ml) **i.v./i.o.**
	Defibrillation (Einzelschock)
	Adrenalin-Perfusor (1 mg in 50 ml NaCl 0,9%) **i.v./i.o.**
	Noradrenalin-Perfusor (1 mg in 50 ml NaCl 0,9%) **i.v./i.o.**
	Dobutamin-Perfusor (250 mg ad 50 ml NaCl 0,9%) **i.v./i.o.**
Infusion	VEL/NaCl 0,9%/Ringer-Acetat (Bolus) **i.v./i.o.**
	HAES 6% (Plasmaexpander bei Blutung) **i.v./i.o.**
	Glukose 20% i.v. bei Hypoglykämie **i.v./i.o.**
Anaphylaxie	**Adrenalin** 1 mg/ml pur **i.m.**
	Prednisolon (250 mg/5 ml) **i.v./i.o.**
	Prednison/Prednisolon (100 mg-Supp.) **rektal**
	Dimetinden (4 mg/4 ml) **i.v./i.o.**

◻ **Abb. 22.1** Notfalltabelle Reanimation/Anaphylaxie

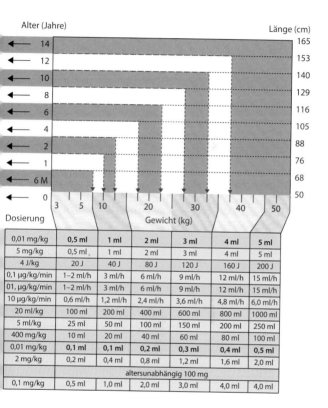

Dosierung						
	3	**5**	**10**	**20**	**30**	**40** **50**
0,01 mg/kg	**0,5 ml**	**1 ml**	**2 ml**	**3 ml**	**4 ml**	**5 ml**
5 mg/kg	0,5 ml	1 ml	2 ml	3 ml	4 ml	5 ml
4 J/kg	20 J	40 J	80 J	120 J	160 J	200 J
0,1 µg/kg/min	1–2 ml/h	3 ml/h	6 ml/h	9 ml/h	12 ml/h	15 ml/h
01, µg/kg/min	1–2 ml/h	3 ml/h	6 ml/h	9 ml/h	12 ml/h	15 ml/h
10 µg/kg/min	0,6 ml/h	1,2 ml/h	2,4 ml/h	3,6 ml/h	4,8 ml/h	6,0 ml/h
20 ml/kg	100 ml	200 ml	400 ml	600 ml	800 ml	1000 ml
5 ml/kg	25 ml	50 ml	100 ml	150 ml	200 ml	250 ml
400 mg/kg	10 ml	20 ml	40 ml	60 ml	80 ml	100 ml
0,01 mg/kg	**0,1 ml**	**0,1 ml**	**0,2 ml**	**0,3 ml**	**0,4 ml**	**0,5 ml**
2 mg/kg	0,2 ml	0,4 ml	0,8 ml	1,2 ml	1,6 ml	2,0 ml
	altersunabhängig 100 mg					
0,1 mg/kg	0,5 ml	1,0 ml	2,0 ml	3,0 ml	4,0 ml	4,0 ml

Narkose, Atemwegobstruktion/Infektion

Larynxmaske	ET-Tubus	
Größe #	Länge oral (cm)	Größe ID (mm)
4	20	7,0*
3	19	6,5*
3	18	6,0*
2,5	16	5,5*
2,5	15	5,0*
2	14	4,5*
2	13	4,0*
1,5	12	3,5*
1,5	11	3,0*
1	9	3,0 ohne Cuff

* Tubus mit kleinem distalen Cuff, Druckmessung obligat (max. 20 cm H_2O)!
Tubus ohne Cuff halbe Nummer größer wählen

Narkose	Propofol 1% (10 mg/ml) **i.v./i.o.**
	Propofol-Perfusor 1% (10 mg/ml) **i.v./i.o.**
	Esketamin[1] (5 mg/ml) **i.v./i.o.**
	Esketamin[1] (25 mg/ml)) **i.v./i.o.**
	Midazolam (5 mg/ml) **i.v./i.o.**
	Midazolam (1 mg/ml) **i.v./i.o.**
	Fentanyl (50 µg/ml) **i.v./i.o.**
	Rocuronium (50 mg/5 ml) **i.v./i.o.**
	Succinylcholin (20 mg/ml) **i.v./i.o.**
Atemwegsobstruktion/ Infektion	Adrenalin-Inhalation (1 mg/ml) unverdünnt **p.i.**
	Salbutamol-Inhalation (Fertiginhalat) **p.i.**
	Salbutamol-Inhalation (Tropfen 0,5%, ad 2 ml NaCl 0,9%) **p.i.**
	Ipratropiumbromid-Inhalation **p.i.**
	Prednison/Prednisolon (100 mg-Supp) **rektal**
	Prednisolon **i.v./i.o.**
	Ceftriaxon i.v. (2 g/20 ml) **i.v./i.o.**

[1] Bei Ketamin (10 mg/ml oder 50 mg/ml) doppelte Dosierung, wegen doppelter Konzentration gleiche ml wie in Spalte angegeben zu applizieren.
[2] z. B. über Mucosal Atomization Device (MAD™) intranasal, 0,1 ml Füllungsvolumen bereits einberechnet.

◻ **Abb. 22.2** Notfalltabelle Narkose, Atemwegsobstruktion/Infektion, CPR, Analgosedierung, epilepitscher Anfall

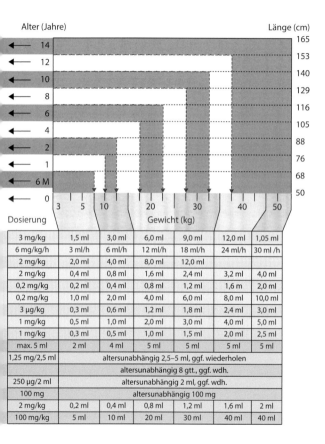

Dosierung						
3 mg/kg	1,5 ml	3,0 ml	6,0 ml	9,0 ml	12,0 ml	1,05 ml
6 mg/kg/h	3 ml/h	6 ml/h	12 ml/h	18 ml/h	24 ml/h	30 ml /h
2 mg/kg	2,0 ml	4,0 ml	8,0 ml	12,0 ml		
2 mg/kg	0,4 ml	0,8 ml	1,6 ml	2,4 ml	3,2 ml	4,0 ml
0,2 mg/kg	0,2 ml	0,4 ml	0,8 ml	1,2 ml	1,6 m	2,0 ml
0,2 mg/kg	1,0 ml	2,0 ml	4,0 ml	6,0 ml	8,0 ml	10,0 ml
3 µg/kg	0,3 ml	0,6 ml	1,2 ml	1,8 ml	2,4 ml	3,0 ml
1 mg/kg	0,5 ml	1,0 ml	2,0 ml	3,0 ml	4,0 ml	5,0 ml
1 mg/kg	0,3 ml	0,5 ml	1,0 ml	1,5 ml	2,0 ml	2,5 ml
max. 5 ml	2 ml	4 ml	5 ml	5 ml	5 ml	5 ml
1,25 mg/2,5 ml	altersunabhängig 2,5–5 ml, ggf. wiederholen					
	altersunabhängig 8 gtt., ggf. wdh.					
250 µg/2 ml	altersunabhängig 2 ml, ggf. wdh.					
100 mg	altersunabhängig 100 mg					
2 mg/kg	0,2 ml	0,4 ml	0,8 ml	1,2 ml	1,6 ml	2 ml
100 mg/kg	5 ml	10 ml	20 ml	30 ml	40 ml	40 ml

CPR, Analgosedierung, epileptischer Anfall

Larynxmaske	ET-Tubus	
Größe #	Länge oral (cm)	Größe ID (mm)
4	20	7,0*
3	19	6,5*
3	18	6,0*
2,5	16	5,5*
2,5	15	5,0*
2	14	4,5*
2	13	4,0*
1,5	12	3,5*
1,5	11	3,0*
1	9	3,0 ohne Cuff

* Tubus mit kleinem distalen Cuff, Druckmessung obligat (max. 20 cm H_2O)!
  Tubus ohne Cuff halbe Nummer größer wählen

CPR	**Adrenalin** 1:10 (1 ml = 1 mg + 9 ml NaCl 0,9%) **i.v./i.o.**
Infusion	VEL/NaCl 0,9%/Ringer-Acetat (Bolus) **i.v./i.o.**
	HAES 6% (Plasmaexpander bei Blutung) **i.v./i.o.**
	Glukose 20% i.v. bei Hypoglykämie **i.v./i.o.**
Analgosedierung	Esketamin[1] (5 mg/ml) **i.v./i.o.**
	Esketamin[1] (25 mg/ml) **i.v./i.o.**
	Midazolamin (5 mg/ml) **i.v./i.o.**
	Midazolam (1 mg/ml) **i.v./i.o.**
	Fetanyl (50 µg/ml) **i.v./i.o.**
	Piritramid (15 mg/2 ml) ad 15 ml NaCl 0,9% (= 1 mg/ml) **i.v./i.o.**
	Esketamin[1] (25 mg/ml) **intranasal**[2]
	Midazolam (5 mg/ml) **intranasal**[2]
	Fentanyl (50 µg/ml) **intranasal**[2]
Epileptischer Anfall	Midazolam (5 mg/ml) **i.v./i.o.**
	Midazolam (1 mg/ml) **i.v./i.o.**
	Midazolam (5 mg/ml) **intranasal**[2]
	Midazolam (5 mg/ml) **buccal**
	Diazepam-Rektiole 5 mg/10 mg **rektal**

◻ **Abb. 22.2** (Fortsetzung)

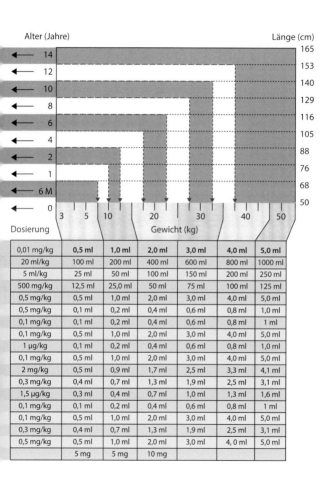

Dosierung			Gewicht (kg)			
0,01 mg/kg	**0,5 ml**	**1,0 ml**	**2,0 ml**	**3,0 ml**	**4,0 ml**	**5,0 ml**
20 ml/kg	100 ml	200 ml	400 ml	600 ml	800 ml	1000 ml
5 ml/kg	25 ml	50 ml	100 ml	150 ml	200 ml	250 ml
500 mg/kg	12,5 ml	25,0 ml	50 ml	75 ml	100 ml	125 ml
0,5 mg/kg	0,5 ml	1,0 ml	2,0 ml	3,0 ml	4,0 ml	5,0 ml
0,5 mg/kg	0,1 ml	0,2 ml	0,4 ml	0,6 ml	0,8 ml	1,0 ml
0,1 mg/kg	0,1 ml	0,2 ml	0,4 ml	0,6 ml	0,8 ml	1 ml
0,1 mg/kg	0,5 ml	1,0 ml	2,0 ml	3,0 ml	4,0 ml	5,0 ml
1 µg/kg	0,1 ml	0,2 ml	0,4 ml	0,6 ml	0,8 ml	1,0 ml
0,1 mg/kg	0,5 ml	1,0 ml	2,0 ml	3,0 ml	4,0 ml	5,0 ml
2 mg/kg	0,5 ml	0,9 ml	1,7 ml	2,5 ml	3,3 ml	4,1 ml
0,3 mg/kg	0,4 ml	0,7 ml	1,3 ml	1,9 ml	2,5 ml	3,1 ml
1,5 µg/kg	0,3 ml	0,4 ml	0,7 ml	1,0 ml	1,3 ml	1,6 ml
0,1 mg/kg	0,1 ml	0,2 ml	0,4 ml	0,6 ml	0,8 ml	1 ml
0,1 mg/kg	0,5 ml	1,0 ml	2,0 ml	3,0 ml	4,0 ml	5,0 ml
0,3 mg/kg	0,4 ml	0,7 ml	1,3 ml	1,9 ml	2,5 ml	3,1 ml
0,5 mg/kg	0,5 ml	1,0 ml	2,0 ml	3,0 ml	4, 0 ml	5,0 ml
	5 mg	5 mg	10 mg			

Häufige ICD-10 Diagnosen

© Springer-Verlag GmbH Deutschland 2019
T. Nicolai, F. Hoffmann, *Kindernotfall-ABC*
https://doi.org/10.1007/978-3-662-49797-5_23

Diagnose	ICD-10
Affektkrampf	R56.8
Akutes Abdomen	R10.0
Alkoholintoxikation	F10.5
ALTE	R06.80
Anaphylaxie	T78.2
Apnoe	R06.88
Aspiration	T17.9
Asthmaanfall	J45.9
Atemnot	R06.0
Augenverletzung	S05.9
Bauchschmerzen	R10.4
Betreuung nach Hausgeburt	Z39.0
Bewusstlosigkeit	R40.2
Bienenstich	T63.4

Diagnose	ICD-10
BWS-Prellung	S20.2
Claviculafraktur	S42.00
Commotio cerebri	S06.0
Drogenintoxikation	T50.9
Ellenbogenfraktur	S52.00
Epilepsie	G40.9
Ertrinkungsunfall	T75.1
Exitus letalis	R99
Fazialisparese	G51.0
Femurfraktur	S72.9
Fieber	R50.9
Fieberkrampf	R56.0
Fokaler Krampfanfall	G40.09
Fokaler Status epilepticus	G41.8
Fremdkörper Nase	T17.1
Fremdkörperaspiration	T17.9
Fremdkörperingestion	T18.9
Gastroenteritis	A09
Geburt	Z38.1
Hausgeburt	Z38.1
Hemiparese	G81.9
HNO-Nachlutung	T81.0

Diagnose	ICD-10
Hüftluxation	S73.00
Humerusfraktur	S42.3
HWS-Prellung	S10.85
HWS-Schleudertrauma	S13.4
Hyperglykämie	R73.9
Hyperventilation	R06.4
Hyperventilation	R06.4
Hypoglykämie	E16.2
Infekt der oberen Luftwege	J06.9
Infektkrampf	R56.0
Intoxikation	T65.9
intrakranielle Blutung	I62.9
Invagination	K56.1
Ketoazidose	E87.2
Kollaps	R55
Krampfanfall	R56.8
Late-onset-Sepsis Neugeborenes	P36.9
Lippenplatzwunde	S01.51
LWS-Prellung	S30.0
obstruktive Bronchitis	J44.89
Ösophagusfremdkörper	T18.1
Patellluxation	S83.0
Platzwunde Kopf	S01.9

Diagnose	ICD-10
Platzwunde Nase	S01.20
Pneumonie	J18.9
Polytrauma	T07
Prellung	T14.05
Pseudokrupp	J38.5
Psychogene Synkope	F48.8
psychogener Krampfanfall	G40.2
Quetschwunde	T14.05
Rauchgasinhalation	T58
Rauchgasintoxikation	T58
Reanimation erfolgreich	I46.0
respiratorische Insuffizienz	J96.99
RSV-Bronchiolitis	J21.0
Schädelprellung	S00.95
Schnittverletzung Finger	S61.0
Schnittverletzung Hand	S61.9
Schüttelfrost	R68.8
Sepsis	A41.9
Sepsis	A41.9
SHT	S06.9
Somnolenz	R40.0
Status epilepticus	G41.9
Stroke	I64

Diagnose	ICD-10
Stromschlag	T75.4
stumpfes Bauchtrauma	S39.9
Sturz	X59.9
Subluxation Radiusköpfchen	S53.0
Synkope	R55
Thoraxschmerzen	R07.4
Thoraxtrauma	S29.9
Tonsillitis	J03.9
Unterarmfraktur	S52.9
Unterschenkelfraktur	S82.9
Verbrühung Grad 2	T30.20
Wirbelsäulentrauma	T09.0
Zungenbiss	K07.2
Zyanose	R23.0

Serviceteil

Stichwortverzeichnis

O

P

Ihr Bonus als Käufer dieses Buches

Als Käufer dieses Buches können Sie kostenlos das eBook zum Buch
nutzen. Sie können es dauerhaft in Ihrem persönlichen, digitalen
Bücherregal auf **springer.com** speichern oder auf Ihren PC/Tablet/
eReader downloaden.

Gehen Sie bitte wie folgt vor:
1. Gehen Sie zu **springer.com/shop** und suchen Sie das vorliegende
   Buch (am schnellsten über die Eingabe der eISBN).
2. Legen Sie es in den Warenkorb und klicken Sie dann auf:
   zum Einkaufswagen/zur Kasse.
3. Geben Sie den untenstehenden Coupon ein. In der Bestellüber-
   sicht wird damit das eBook mit 0 Euro ausgewiesen, ist also
   kostenlos für Sie.
4. Gehen Sie weiter **zur Kasse** und schließen den Vorgang ab.
5. Sie können das eBook nun downloaden und auf einem Gerät Ihrer
   Wahl lesen. Das eBook bleibt dauerhaft in Ihrem digitalen Bücherregal gespeichert.

EBOOK INSIDE

eISBN	978-3-662-49797-5
Ihr persönlicher Coupon	m6tz9BBGPjmg1ln

Sollte der Coupon fehlen oder nicht funktionieren, senden Sie uns
bitte eine E-Mail mit dem Betreff:
eBook inside an **customerservice@springer.com**.

SPRINGER NATURE

GPSR Compliance

The European Union's (EU) General Product Safety Regulation (GPSR) is a set of rules that requires consumer products to be safe and our obligations to ensure this.

If you have any concerns about our products, you can contact us on ProductSafety@springernature.com

In case Publisher is established outside the EU, the EU authorized representative is:

Springer Nature Customer Service Center GmbH
Europaplatz 3
69115 Heidelberg, Germany

Printed by Wilco bv, the Netherlands